人工全膝关节置换术中的畸形矫正

Deformity Correction in Total Knee Arthroplasty

阿伦·B. 穆拉吉　高塔姆·M. 谢蒂 / 著

王万春　毛新展 / 译

湖南科学技术出版社

阿伦·B.穆拉吉,
爱丁堡皇家外科医师学会会员,
矫形外科硕士,
印度孟买布里奇坎迪医院矫形外科、
关节外科顾问。

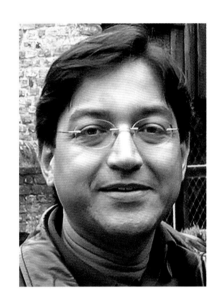

高塔姆·M.谢蒂,
矫形外科硕士,
印度孟买亚洲矫形外科学院、
亚洲心脏研究所与研究中心顾问。

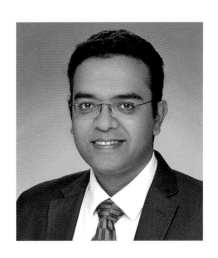

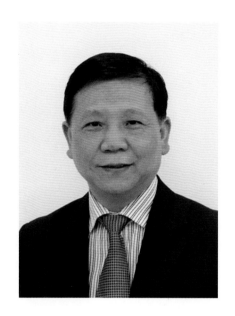

　　王万春，男，博士，一级主任医师，教授，博士生导师，全国知名骨科专家，"湘雅名医"，中南大学湘雅二医院骨科主任，关节外科主任，担任湖南省医学会骨科专业委员会主任委员兼关节镜学组组长、中华医学会骨科分会关节镜学组委员、关节外科学组委员、中华医学会创伤学会委员、中国医师协会骨科医师分会委员、中国中西医结合学会骨伤科专业委员会委员、中国康复医学会骨与关节及风湿病专业委员会委员、华裔骨科学会理事、湖南省关节外科医疗质量控制中心主任、湖南省康复医学会关节外科专业委员会主任委员、湖南省中西医结合骨伤科专业委员会第一副主任委员、湖南省医药卫生高级职称评审专家。卫生部"单病种（髋膝关节置换术）质量监控专家组"成员；《中华创伤杂志》、《关节成形外科杂志中文版 JOA》、《中南大学学报医学版》、《医学临床研究》、《中国内镜杂志》、《中国微创外科杂志》等杂志编委。

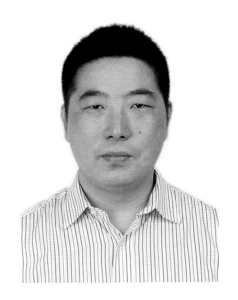

　　毛新展，男，博士，中南大学湘雅二医院骨科运动医疗专科主任，主任医师，教授，硕士生导师。先后多次到美、澳、德，法等国学习复杂创伤治疗，关节外科的进展，擅长复杂骨盆髋臼骨折、复杂髋膝关节置换和翻修、膝、髋、肩、踝的关节镜手术，熟练掌握关节外科的各项手术。目前已完成湖南省科技厅项目和湖南省医药卫生计划课题两项。主持国家自然科学基金面上项目一项，参加两项，主持省部级科研项目一项。

　　目前担任中华医学会骨科专业委员会关节外科学组委员；中国医师协会骨科分会关节外科委员会委员；中华医学会骨科专业委员会关节镜学组委员；湖南省医学会骨科专业委员会委员及创伤学组、关节外科学组委员，手外科专业委员会委员兼秘书等多项学术兼职。

译者前言

所谓人工全膝关节置换术是指将病变的关节面用金属、聚乙烯等假体替代来重建关节活动功能的一种外科手术。人工全膝关节置换术主要用于严重的关节疼痛、不稳、畸形、日常生活活动严重障碍，经过保守治疗无效或效果不显著的病例。通过人工全膝关节置换术，可以为患者缓解关节疼痛，纠正关节畸形，恢复关节功能，从而提高患者生活质量。

随着我国人口老龄化的到来，人们对生活质量的要求也在不断提高，需要置换全膝关节的患者越来越多。由于人口基数和就诊偏迟，我国合并严重关节畸形的患者比例和数量较西方明显为高。如何处理好这一类患者，让他们的膝关节恢复正常的功能，无疑是我们关节外科医生的目标和追求。

早在 1996 年，中南大学湘雅二医院骨科已经在湖南率先开展了人工全膝关节置换术，通过 20 年的反复学习、探索和实践，陆续为几千名患者缓解和解除了病痛的折磨。但是在这 20 年当中，我们始终为无法给患者提供一个更加优质的人工关节、让每一个患者都达到最好的临床效果而感到遗憾。在这一过程中，我们发现国人由于生活习惯差异，尤其是手术患者往往合并中到重度的关节畸形，入院时的关节解剖数据与西方人有很大的差别。而西方经典著作对这些复杂的膝关节手术往往只提供了原则性的指导，对于细节和技巧的描述却不足以应付临床中的复杂情况。

　　与中国类似，印度也是世界人口大国，由于经济情况，生活习惯与国人较为接近，患者往往也是等到合并严重关节畸形才考虑手术治疗。阿伦·B.穆拉吉和高塔姆·M.谢蒂医生正是印度在膝关节置换领域中做出杰出贡献的佼佼者，他们把自己处理各种关节畸形的经验通过本书全面、细致地展现给了广大读者，同时也向读者详细诠释了计算机导航技术在这些畸形处理中的应用。本书对全膝关节置换术中会碰到的复杂问题采用了"怎样做"的方式进行描述，对临床问题给出了他们的最佳解决方式。该书是目前为止在全膝关节置换术领域针对肢体畸形矫正最为细致和全面的书籍，并且为读者提供全面的围手术期处理流程，值得每一个关节外科医生仔细研读。

　　希望本书的出版，能促使我们在全膝关节置换术领域的探索和发展过程中，不断深入掌握临床决定和手术的细微判别，更加规范和提高我们的临床操作。

　　作为译者，承担本书的翻译工作无疑是一个不断学习、体悟和收获的艰苦过程，正是充分利用有限的休息时间才得以完成这项光荣的工作。但是由于时间仓促，加之个人的水平有限，谬误之处在所难免，恳请读者谅解。希望读者能够及时发现并反馈本书存在的不当与谬误之处，今后重印时再不断修正。

序 言

很荣幸为阿伦·B. 穆拉吉和高塔姆·M. 谢蒂医生的《人工全膝关节置换术中的畸形矫正》作序，对于他们在处理下肢重度畸形方面的丰富经验和手术技术，鄙人尤感敬佩。

针对膝关节内、外翻畸形、屈曲挛缩畸形、过伸畸形、旋转畸形、关节强直、关节不稳定和关节外畸形等问题，本书利用十二个章节给出了全面、详细、实用的建议。

本书以术前准备为开始，以术后疼痛管理和康复锻炼结束，把整个膝关节置换术的术前、术中和术后外科医生应注意的问题全面展现给读者。同时在每个章节中，把相关的计算机导航技术介绍给读者。

本书图文并茂、实用性高。对于膝关节各种类型和各种程度的畸形和不稳定都提供了很多极具价值的操作技巧，对于各个级别的外科医生都有很高的参考价值。

最后，我衷心感谢两位作者在膝关节置换领域做出的杰出贡献。

Boston, MA, USA   Richard D. Scott MD

目 录
Contents

第一章 术前计划
Preoperative Planning

导言

术前计划对任何一台手术都至关重要，膝关节置换尤其如此。膝关节置换的目的在于准确恢复下肢力线，达到理想的软组织平衡和满意的关节活动度。即使有计算机导航的运用，也不能忽视术前计划的重要性。术前计划的第一步也是最关键的一步就是进行全面的病史采集和体格检查以筛选合适的患者，全面理解患者关节疼痛和功能障碍的程度，判断患者对手术的预期值；通过体格检查能够预判术中病理改变，从而按术前计划进行畸形矫正。X线平片有助于确定骨性关节炎的病变范围和畸形程度，对于 TKA 术前计划有极大的参考价值。本章主要讲述 TKA 患者术前体格检查和影像学检查。

患者

研究表明目前 TKA 患者日趋年轻，肥胖程度日趋严重，对手术期望值也日趋增高。患者满意程度与术后疼痛，关节活动度和功能恢复以及术后并发症密切相关。术前应权衡患者对手术的期望值和对手术风险的理解程度。但对于躯体化障碍与抑郁症患者，研究表明，尽管术后临床检查和影像学检查一切良好，患者仍不满意手术效果。正因如此，尽管心理障碍不是手术的禁忌证，但外科医生应高度重视该问题。与分期双侧 TKA 或单侧 TKA 相比，一期双侧 TKA 的患者更关心术后疼痛程度、术后康复速度和术后生活自理程度的恢复情况。一旦发生术后康复延迟和相关并发症就会让患者对对侧 TKA 信心不足。作者研究发现，计算机导航下行一期双膝关节置换术的病人在疼痛、功能恢复及并发症发生率上与单侧膝关节置换无差异。因此，外科医生在手术前需要告知患者一期双侧置换的收益和风险，以便患者知情决策。

体格检查

体格检查前，应仔细检查患者的步态和功能障碍程度。严重的摇摆或者膝关节不稳的异常步态可能是骨关节炎患者疼痛的一种表现。在行走时膝内翻或者膝过伸提示严重的关节松弛或者外侧副韧带及后关节囊功能不全（图 1.1）。重度内八字或外八字步态提示患者存在下肢旋转畸形。

膝关节的体格检查包括明确关节畸形的类型及程度，关节活动度，稳定性，髌骨活动轨迹及皮肤软组织情况。无论是膝内翻还是膝外翻，一旦合并重度屈曲畸形或过伸畸形，往往提示手术难度大大增加（图 1.1）。对于严重不稳定膝关节和过伸膝应尽量减少截骨，必要时使用限制型假体。同时对膝过伸患者须警惕神经系统疾病存在的可能，应仔细检查这些可能，一旦发现应记录在案。严重的膝关节僵硬及屈曲畸形提示后方软组织需要广泛的松解和更多的截骨，对于该类患者术前往往难以准确评估股四头肌的功能，很多股四头肌肌无力患者都是术后才发现，这类患者往往都需要更积极的、更长时间的康复锻炼。

除了膝关节，整个下肢的体格检查也很重要。在全膝置换中，对于胫骨旋转畸形的患者，TKA 中以内外踝的位置为参考决定胫骨底座的旋转力线。决定胫骨假体的旋转力线的时候需要考虑胫骨的旋转畸形，或者使用移动平台组件以避免胫骨和股骨旋转的不匹配及术后步态异常。后足的体格检查也同样重要。无论膝内、外翻畸形都可能合并足外翻畸形（图 1.1）。即使 TKA 已经完全纠正了膝关节畸形和力线，足外翻畸形往往仍然存在。因此，对于严重扁平足及后足外翻患者，术后内侧足弓往往需要支撑垫以改善平衡能力及步态。同样，术前应仔细体查髋关节以排除髋部病变导致膝关节疼痛。

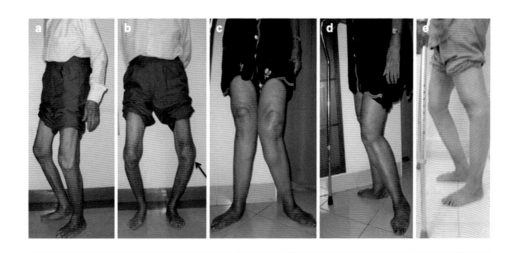

图 1.1 骨性关节炎的常见畸形。（a）双膝严重屈曲内翻畸形。（b）负重时左膝胫骨外侧半脱位（箭头指向处），提示外侧软组织过度拉伸。（c,d）患者膝关节屈曲外翻畸形，且合并严重的双侧扁平足及后足外翻。（e）膝关节过伸畸形

　　肥胖患者一旦合并髋关节固定外旋畸形，手术难度会明显增大。术前应常规检查外周肢体循环、神经系统及腰椎，一旦合并相关疾病都会对 TKA 术后疗效带来不良影响。研究显示，对 TKA 疗效不满意的患者当中，其中一半合并脊柱方面疾病。

　　对侧肢体、膝关节及其他关节和全身体格检查都不能忽视，任何疾患都可能会影响患者术后满意度。对侧膝关节的过度负重会加速关节退变，屈曲或者内翻畸形需要矫形鞋来纠正下肢长度。因此对于严重双侧畸形往往需要进行一期双侧全膝关节置换。

影像学

X 线平片

拟行 TKA 的患者需要拍摄多个 X 线片（普通或者数字型），包括负重位髋-膝-踝的全长片，负重位正侧位片及髌骨轴位片。通过这些影像学资料明确关节畸形的类型及程度，关节间隙狭窄和骨缺损程度，内外侧软组织松弛度，游离体及骨刺的数量及分布情况，关节外畸形或病变，以及骨骼的整体情况。X 线片对术前计划和预判手术难度起着不可替代的作用。

髋-膝-踝负重位全长 X 片

TKA 术前计划中是否应用髋-膝-踝负重位全长 X 片仍存有争议。合并关节外畸形应检查髋-膝-踝负重位全长 X 片，但对于普通患者检查的意义仍不明确，即使如此，很多研究仍提倡常规使用髋-膝-踝负重位全长 X 片。作者对所有须行 TKA 的患者均行髋-膝-踝负重位全长 X 片，该 X 片不仅能排除关节外的畸形和病变，还能提供很多有价值的信息，通过测量股骨和胫骨的机械力线，作者可以明确关节畸形程度、截骨平面、关节松弛程度及假体的冠状面植入位置。作者术前常规测量以下角度。

额状面或者冠状面力线

与髋-膝-踝负重位全长 X 片相比，标准的前后位 X 片往往低估股骨冠状面的过屈畸形（图 1.2），而这种情况在骨关节炎患者中十分常见。髋-膝-踝负重位全长 X 片能够在术前准确测量髋-膝-踝力线夹角（HKA 角）。该夹角是胫骨机械轴（膝关节中心至踝关节的中心）及股骨机械轴（股骨头中心至膝关节中心的连线）之间所成的角度。

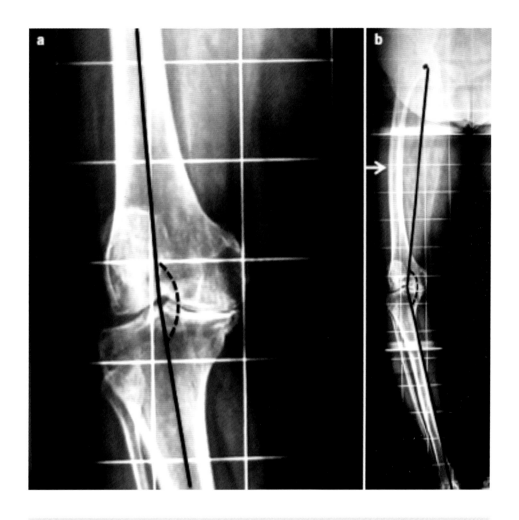

图 1.2 需要全长片准确评估畸形程度。（a）标准的膝关节前后位片上测量解剖轴夹角为 4° 的内翻畸形（胫股角或 FTA 角）。（b）同一患者髋－膝－踝负重位全长 X 片测量机械轴夹角为 20° 内翻畸形（髋－膝－踝角或者 HKA 角），注意在冠状面由严重的股骨弯曲导致的膝关节外的畸形（箭头所示）

股骨远端截骨

股骨远端外翻角（VCA）决定股骨远端外翻截骨的角度，最终保证冠状面上股骨假体与解剖轴线垂直。VCA 是股骨机械轴与股骨远端解剖轴形成的夹角（图1.3）。传统上 VCA 通常认为是 5°～7° 之间，但是作者在最近研究 503 名骨关节炎患者后表明 VCA 有明显的差异性，约在 2.6°～11.4° 之间，其中 56％的患者 VCA 超出了 5°～7° 的范围。膝关节畸形的类型与 VCA 高度相关，内翻膝中 VCA 大于 7° 的概率更高，外翻膝中 VCA 小于 5° 的概率更高。同时股骨冠状位的屈曲角度和颈干角也是影响 VCA 的因素之一。过度的髋内翻及股骨外翻弯曲会使 VCA 增大。而过度的髋外翻及股骨内翻弯曲使 VCA 减小。应用传统TKA 手术技术时，一旦股骨髓腔畸形使得股骨髓内定位杆插入困难，最终可能由于 VCA 偏差过大导致股骨远端截骨板置入位置错误。为避免此种错误，需要使用短的髓内定位杆。由于骨性关节炎患者肢体变异度大，须依据术前全长位 X 片确定 VCA 角。由于计算机导航根据股骨头的中心和股骨远端的中心来确定力线，因此此时 VCA 角度不受关节外畸形的影响，术前全长位 X 片的参考价值降低。但术前仔细研究全长位 X 片仍然能够提示术中是否需要广泛的软组织松解来重建下肢力线和最佳的间隙平衡。（图 1.4）。当内翻膝仅合并少量骨赘，VCA 角过大是由于股骨干过屈引起时，如果想用关节内手术纠正关节外畸形，行 TKA 往往需要广泛的软组织松解和股骨内髁滑移截骨术。

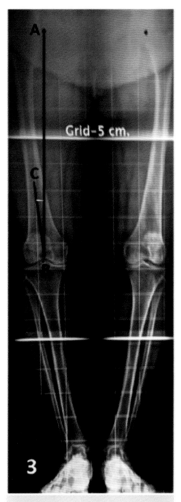

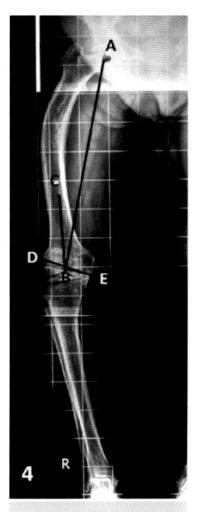

图 1.3 股骨远端外翻角（VCA）决定股骨远端外翻截骨的角度，最终保证冠状面上股骨假体与解剖轴线垂直。通过股骨机械轴（直线 AB）与股骨远端解剖轴线（线 CB）之间的夹角计算 VCA（ABC 角）

图 1.4 股骨远端外翻角为 17°（角 ABC），该角度过大是由于股骨骨折后愈合不良造成，按照股骨远端截骨线（DE 连线）垂直于股骨机械轴（AB 线），截骨面会累及侧副韧带的股骨止点。因此，须采用截骨术治疗关节外畸形

关节发散角（JDA）

膝内翻畸形常导致关节内侧软组织紧张、外侧软组织松弛，这种软组织改变在站立位全长片上清晰地显示出来。理想的股骨及胫骨截骨线要垂直于股骨及胫骨机械轴，股骨和胫骨截骨线所形成的夹角（关节发散角，JDA）能够提示关节凹侧软组织挛缩的部位和程度，从而为术中软组织松解范围和程度提供参考。同样的，JDA 能够提示关节凸侧软组织松弛程度，从而为截骨量提供参考。JDA 角度越小或者股骨和胫骨的截骨线越平行，提示所需的软组织松解越少（图 1.5a，b）。反之 JDA 角度越大或者股骨和胫骨的截骨线越分散，提示需要更多的软组织松解和更少的截骨量（图 1.5c）。

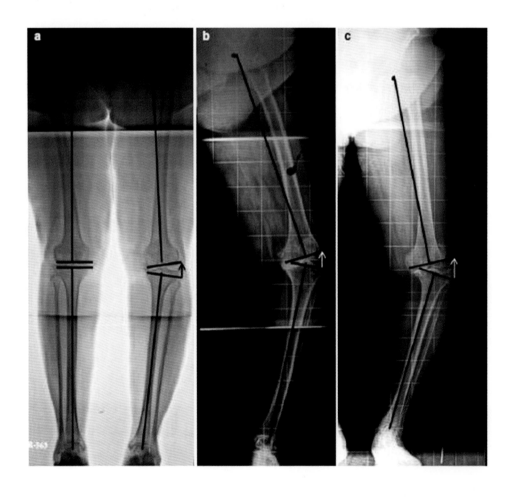

图 1.5 关节发散角（JDA）。（a）右膝轻度内翻畸形（左图），股骨远端与胫骨近端截骨线平行（JDA 几乎是 0°），提示术中仅需轻度的软组织松解即可达到满意的内外侧间隙平衡。右图为中度内翻畸形，外侧软组织显示出中度松弛（箭头所示）。（b）严重内翻畸形导致外侧软组织严重松弛。提示内侧软组织需要广泛松解才能达到内外侧间隙平衡，如果合并股骨过屈畸形则更是如此。（c）与图 b 患者相比，尽管膝内翻程度较轻，但由于 JDA 角更大，提示外侧软组织严重松弛且合并胫骨平台外侧半脱位

关节外畸形或既往内植物

全长片能显示创关节外畸形、髋部病变、既往创伤和手术史、应力性骨折以及既往内植物。在施行全膝置换的骨性关节炎患者中，冠状位严重的股骨过屈畸形是关节外畸形常见的原因。Mullaji 等报道称骨性关节炎合并膝内翻亚洲患者中，超过 20% 冠状位存在股骨过屈畸形。应力性骨折不常见，但也是膝关节外畸形的重要原因。对于这些关节外畸形，根据术前 X 片上可能需要联合使用胫骨延长杆、金属垫块或者关节外矫形。胫骨端可能也存在同样情况，由于骨折不愈合或畸形愈合、应力性骨折、胫骨高位截骨或胫骨过度弯曲导致的关节外畸形也时有发生。大部分膝骨性关节炎患者能通过关节内广泛软组织松解解决关节外畸形，截骨矫形也时有应用。该技术将在第八章中详细描述。

既往内植物一旦存在，往往提示无法使用髓内定位系统和截骨板，这时往往需要使用计算机导航技术以绕开内植物和髓内截骨板（图 1.6a）。如果内植物过于接近膝关节，在植入假体前需要移除内植物，该现象在胫骨端更为常见（图 1.6b）。作者研究显示在髋关节中心发生变化时导航技术仍然有效。

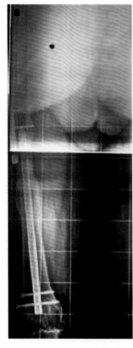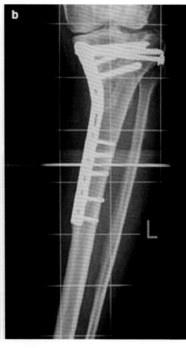

图 1.6 既往内植物。（a）既往股骨髓内钉的病例，该内植物并不影响计算机导航。（b）胫骨近端骨折畸形愈合，内植物需要取出，可能需要行截骨矫形术

髋 – 膝 – 踝负重位全长 X 片中我们需要寻找那些信息?

· 依靠髋 – 膝 – 踝夹角得出的肢体畸形的角度。

· 股骨远端外翻角（VCA）无论是否需要关节外截骨，该角度越大，提示所需的软组织松解范围越广泛。

· 关节外畸形——需要截骨矫形吗?

· 应力性骨折，既往创伤史。

· 既往内植物及髋关节病变。

负重位膝关节前后位片

膝关节前后位片是诊断膝关节骨性关节炎及 TKA 术前计划最常用的影像学手段，该 X 片必须在负重位下拍摄。非负重位照片会低估骨性关节炎的程度、关节的畸形和不稳定程度。该位置的 X 片能够在冠状面上更多地提供膝关节相关细节，是 TKA 术前计划重要的部分。尽管该 X 片可能会低估膝关节畸形程度，无法显示关节外畸形，但是它能够更为细致地观察膝关节，为 TKA 提供极大的参考。

胫骨及股骨截骨

胫骨及股骨截骨线分别垂直于各自的机械轴线。按照传统的理念，胫骨截骨厚度由最小号胫骨假体的厚度决定，如果假体厚度为8mm，那么通常以相对健康的胫骨平台为参考面，截除8mm胫骨近端。当存在严重骨缺损，内外翻畸形中的内、外侧韧带松弛，膝过伸畸形及全膝不稳时，需要减少胫骨及股骨端的截骨。对于合并有屈曲畸形的膝关节，有时需要增加股骨远端截骨以纠正屈曲畸形。通过术前在X片上标记截骨线，术者对术中所需的截骨量得以全面的认识，这样能够保证术中截骨量与术前计划一致。

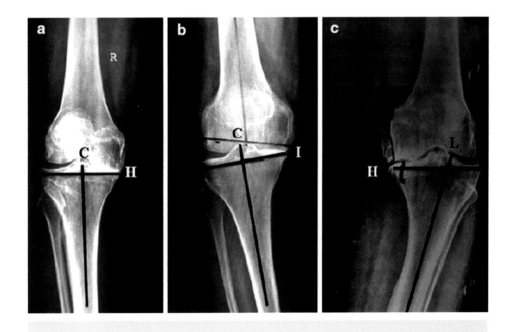

图1.7 假想的胫骨基底中心。（a）胫骨解剖轴近端终点在胫骨关节表面水平线H上通过胫骨髁的中心C点。（b）胫骨解剖轴近端终点在胫骨关节表面倾斜线I上通过胫骨髁的中点。（c）胫骨解剖轴近端终点在胫骨关节表面水平线通过胫骨髁间中点的外侧，提示胫骨近端内翻畸形

胫骨假体中心

大多数情况下胫骨假体中心在膝关节前后位片中胫骨解剖轴的近端顶点，该点也是计算机导航所要配准的标志（图 1.7a，b）。然而一旦合并关节外畸形，胫骨假体中心可能不在胫骨髁间嵴的中心。术前应在 X 片上明确胫骨假体中心，同时导航前要准确配准该点的位置而不能继续以髁间嵴中心为标志。该点为胫骨假体的中心，决定着胫骨底座的位置，如果胫骨假体需要使用延长杆时就更为重要。对于既往有胫骨平台高位截骨（HTO）的患者也是如此，准确定位该点能够减少使用偏心延长杆的可能。对于存在胫骨内翻的患者，常常将该点定位于实际中心的外侧，从而引起胫骨假体植入位置外移，为矫正力线不良和保证内外侧间隙平衡往往需要行广泛的软组织松解和截骨矫形。该情况常发生于内翻膝合并胫骨干骺端内翻畸形，术前遇见该类病例应尤为注意（图 1.7c）。

骨赘——罹患骨性关节炎后膝关节周边常发生骨赘增生，重度骨性关节炎尤为明显。骨赘的存在表明它们的切除将一定程度地减轻关节畸形从而相应减少软组织松解所需的范围。对于轻中度的关节畸形，如果合并重度外侧软组织松弛或无明显骨赘增生，为纠正畸形及达到内外侧软组织平衡，往往需要进行广泛的软组织松解。

骨缺损——骨缺损通常见于重度骨性关节炎，严重的内、外翻畸形常合并内、外侧骨缺损。一旦发生关节内应力性骨折，骨缺损将日益严重。依据严重程度，骨缺损可通过骨水泥、自体骨或金属垫块填充。对于较大的骨缺损，必要时可行胫骨平台外移截骨术，术中适当增加胫骨端截骨，将胫骨假体外移以减少骨缺损程度。继发的骨缺损可通过骨水泥填充（图 1.8a），严重的关节不稳和过伸膝须尽量减少胫骨截骨。通过自体骨移植来填充骨缺损（图 1.8b）。重度骨缺损可以使用金属垫块填充（图 1.8c，d）。股骨髁的大块骨缺损相对少见，此时往往需要金属垫块和股骨假体延长杆（图 1.8e）。

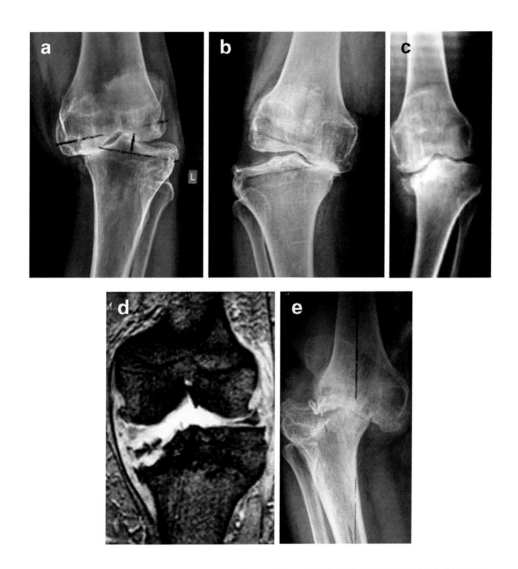

图 1.8 骨缺损的程度。（a）中度骨缺损并中度外侧软组织松弛，通过骨水泥修复骨缺损。（b）中度骨缺损并重度外侧软组织松弛，由于重度外侧软组织松弛须减少胫骨截骨，自体骨移植修复骨缺损。（c）重度胫骨内侧骨缺损并重度外侧软组织松弛。（d）MRI 反映出 c 图骨缺损的真实程度，即使减少胫骨截骨也会残留大量骨缺损，需要金属垫片修复骨缺损。（e）重度股骨外髁骨缺损，需要金属垫块和股骨假体延长杆修复骨缺损

在膝关节前后位片中我们需要寻求些什么？

· 胫骨及股骨内外侧相对的截骨量。

· 胫骨假体中心，特别是在使用长柄时。

· 骨赘（特别是股骨后方，胫骨及股骨的内侧）。

· 骨缺损。

· 膝关节侧位片。

膝关节侧位片提供了清晰的膝关节矢状位影像。这样能良好地观察关节后方骨赘，关节线、髌骨位置和胫骨后倾角。

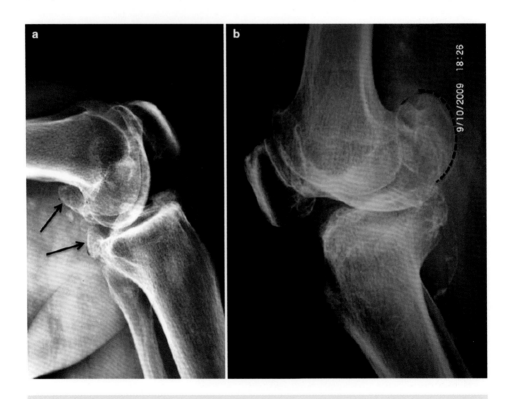

图 1.9 后方骨赘。（a）股骨及胫骨的后方存在大量骨赘（箭头所示）。（b）股骨后方巨大的骨赘覆盖了股骨后髁表面，计算机导航配准前应清除该骨赘以避免导航错误

骨赘

骨性关节炎患者常有关节后方骨赘，这也是导致屈曲畸形最常见的原因。彻底清除后方骨赘对固定屈曲畸形的纠正起到极大帮助作用，并能减少过度软组织松解及额外的截骨。评估软组织间隙张力之前应彻底清除后方骨赘。尽管骨赘很少长大到覆盖整个股骨髁后方（图1.9）。一旦发生应在导航配准之前优先清除这些骨赘，否则导航计算出的股骨假体会过大。

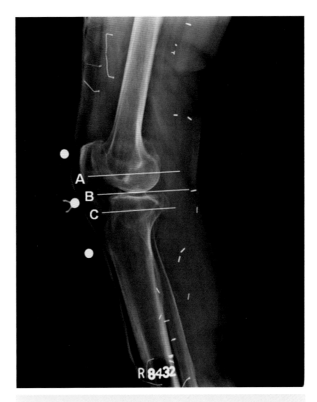

图 1.10 关节线和髌骨的高度，AB 线的距离：髌骨的高度，BC 线的距离，膝关节线

关节线及髌骨高度

术前髌骨高度及关节线改变时有发生，常见于胫骨高位截骨后并发的低位髌骨。这两个指标能通过侧位片以腓骨头的顶端作为参考测量（图1.10），如果关节线有巨大的改变，术中保证屈伸间隙平衡、正确评估股骨假体型号和准确植入股骨假体尤为关键。使用过厚的聚乙烯垫片将导致关节线进一步抬高，适当减少股骨截骨和保证间隙平衡能够避免此现象的发生。

胫骨后倾角

胫骨后倾角在严重骨缺损及胫骨高位截骨术后可能发生改变，术前应在 X 片上标记胫骨后倾角并在术中适当调整。

在膝关节侧位片中，我们可以得到什么？

· 后方的骨赘；

· 关节线和髌骨的高度；

· 胫骨后倾角。

术前模板测量假体型号

与全髋置换术类似，术前在 X 片上进行模板测量可以明确股骨和胫骨假体型号。Aslam 研究显示，通过模板测量，仅有 49% 的股骨假体和 67% 的胫骨假体的最终型号与术前测量一致。因此他们认为，TKA 模板测量容易出现误差，仅仅只能作为大致的参考。Peek 等利用数字化摄像进行模板测量，结果显示 71% 的股骨假体和 60% 的胫骨假体最终型号与术前测量一致，他们认为术前模板测量有着较强的参考价值。作者很少模板测量假体型号，作者使用间隙平衡技术来保证内外侧间隙和屈伸间隙平衡，以此决定胫骨和股骨假体的大小。但是必须确保术中准备好假体所有的型号以防意外，因为相同体型的患者可能需要不同型号的假体。

计算机断层扫描

CT 检查很少用于 TKA 的术前评估，只有在股骨或胫骨存在旋转畸形才使用，这种畸形往往见于患者既往存在骨折畸形愈合或行截骨术。

核磁共振成像

MRI 很少用于 TKA 的术前评估，一般是在僵硬膝中评估股四头肌和髌腱情况。同时也应用于平片中不明显的，却即将发生的应力性骨折（图 1.11）。对于关节内应力性骨折，MRI 在评估骨缺损大小及不愈合的骨折块血运情况时也有一定的参考价值。同时，对于准备行单髁置换术患者，MRI 能够发现其他间室病变提示 TKA 更适合此类患者。

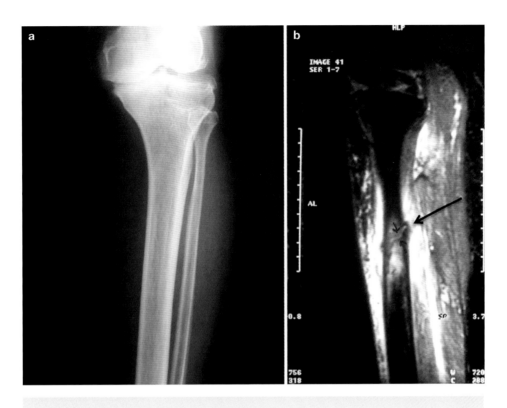

图 1.11 MRI 对于检测应力性骨折。（a）平片上是正常，然而（b）中 MRI 可以显示应力性骨折（箭头所指方向）

神经肌电图（EMG-NCV）

对于长期固定屈曲畸形患者，下肢的神经肌电图能够帮助判断股四头肌和腘绳肌的功能状态，对于膝过伸畸形患者，神经肌电图能够排除神经源性过伸畸形。同样地，对于病情未得到良好控制的慢性糖尿病患者和慢性下腰痛、放射痛的患者，神经肌电图能够记录神经和肌肉受累情况，这些症状可能在 TKA 术后持续存在。

假体移植物的选择

作者在所有 TKA 中都使用后交叉韧带替代型假体，这是因为绝大多数骨性关节炎尤其是伴有严重畸形的患者，后交叉韧带都发生了严重退变无法发挥其正常功能。因此，依靠功能不全的后交叉韧带无法获得平衡的关节间隙，最好选择后交叉韧带替代型假体。因此作者在此详细介绍各种后交叉韧带替代性假体的不同设计理念。

假体设计

初次 TKA 中可以选择固定平台假体和活动平台假体，术者可以根据自己的喜好决定选择哪种假体。很多研究报道：活动平台假体在假体磨损率和术后功能上有一定的优势。然而，作者在其大部分手术中都选择固定平台假体，仅在以下情况下选择活动平台假体。①运动活跃、要求较高的患者，他们需要盘腿和深蹲等动作，由于活动平台能够提供额外的旋转，更能满足盘腿的要求。②在胫骨旋转畸形病例中，活动平台假体能够在一定程度上减轻胫骨和假体位置之间的旋转不匹配。然而，术者必须意识到，即使使用活动平台，关节软组织平衡是手术成功的先决条件。软组织不平衡将会导致许多并发症，如关节不稳定及活动平台脱位。作者认为只有获得理想的软组织平衡，尤其是屈曲位平衡时，才能使用活动平台假体。

有两种类型的固定平台胫骨假体，它们是组配式假体和全聚乙烯假体。现代全聚乙烯胫骨假体在中长期效果良好，同时其价格低廉，没有组配式假体中的扣锁困难和后方磨损等问题，同等的截骨量的情况下胫骨聚乙烯的厚度更佳。尽管如此，由于其为一体式假体，术中垫片的选择性受限，早期翻修时只能更换全部假体，无法仅更换聚乙烯垫片。当胫骨骨质条件好、膝关节软组织平衡和力线恢复良好时，作者通常选用全聚乙烯胫骨组件。当骨质条件较差，患者体重较重，作者选用金属底座、聚乙烯垫片的组配假体。如果外侧软组织松弛、关节稳定性欠佳时，可能需要使用延长杆和金属垫块。

近年来设计出高屈曲度全膝关节假体，尽管有研究显示该类型假体能够提高术后关节屈曲度，但这些研究结果并不能让人完全信服，同时有其他研究显示该假体有早期松动的风险。因此作者目前没有应用该类型假体，该假体在功能改善不明显，有早期翻修的风险，作者认为整体上弊大于利。

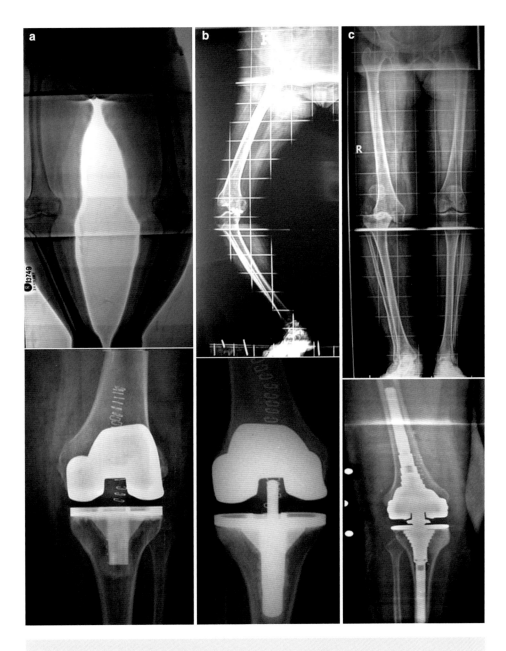

图 1.12 各种类型的假体。（a）病例 1 尽管存在严重内翻畸形，仍可使用后交叉韧带替代型假体。（b）病例 2 存在严重内翻畸形和严重外侧软组织松弛，使用 TC3 假体。（c）病例 3 存在膝关节广泛不稳并脱位，使用铰链型假体

限制性

对于大多数常规 TKA，无论选择后交叉韧带保留型还是后交叉韧带替代型假体，都是非限制型假体，很少需要限制型或铰链型假体。术前体格检查和影像学检查能够提示术中可能需要限制型假体。限制型假体（例如 TC3）往往是在关节凸侧软组织极度松弛（如外翻膝时内侧软组织和在膝内翻时外侧软组织）或存在膝关节不稳定时使用（图 1.12）。当膝关节广泛不稳定或者由于侧副韧带功能不全导致术中关节无法达到平衡时，可能需要使用铰链型假体（图 1.12）。

其他注意事项

在使用后交叉韧带替代型假体时，有时会需要其他组件，包含：

延长杆：对于胫骨端存在大量骨缺损使用骨移植或金属垫块填充，胫骨近端截骨矫形和胫骨端应力性骨折后，往往需要使用胫骨延长杆提高胫骨假体的稳定性。当股骨端存在大量骨缺损使用金属垫块填充或股骨远端截骨矫形后，往往需要使用股骨延长杆提高股骨假体稳定性。

垫块：对于严重畸形合并大量骨缺损患者，尤其合并关节内应力骨折时，应使用金属垫块填充骨缺损。

计算机导航

尽管传统 TKA 及导航 TKA 手术技术和流程基本相似，但是计算机导航需要相关仪器进行配准、导航和确认等步骤。不同的导航系统有着不同的流程，这取决于生产厂商和不同软件使用的版本。在使用计算机导航技术之前，术者需要熟悉各种仪器、硬件和电脑软件的工作流程。作者一般使用非图像 Ci 计算机导航系统（Brainlab, Munich, 德国），该系统不仅可以量化下肢和假体的力线还能够在整个屈伸过程中测量关节间隙。熟练的导航技术员非常关键，他能够保证手术顺利进行。简单地说，该系统包括如下部件：

a 红外线摄像头；

b 导航软件及显示器；

c 各种仪器

反射系统：固定在股骨和胫骨上；导航系统自动跟踪其位置；

标记球：与反射系统连接，反射摄像机发出红外光束；

探针：与标记球连接；在配准过程中标明各个解剖标志，解剖轴线和解剖平面；

截骨模块：帮助明确截骨的位置和方向；

Schanz 螺钉：协助固定股骨和胫骨上的反射系统。

根据术者和手术肢体的位置，术者在进行关节矫形前应设置好摄像和显示系统的基本参数（图 1.13）。摄像系统应置于适当位置，保证关节屈伸过程中摄像系统能够准确收到相关信号，术中应保证术者能随时看到显示系统以方便操作导航系统。将反射系统以适合的角度和位置固定于胫骨和股骨端，保证他们不会干扰手术操作。手术开始前术者应保证反射系统、标记球和 Schanz 螺钉紧密连接。一旦需要行截骨术或使用延长杆，应调整 Schanz 螺钉位置以避免影响手术操作，一般是将 Schanz 螺钉移向骨干远离手术部位。Schanz 螺钉必须牢固固定于骨干

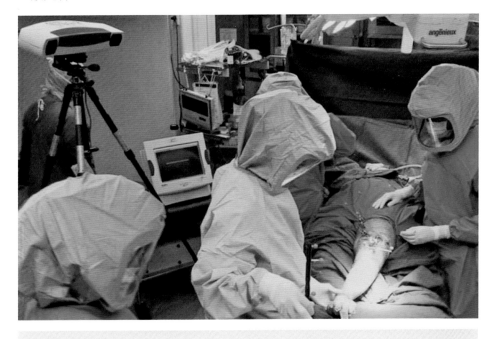

图 1.13 TKA 中的导航系统的位置。左侧 TKA，反射系统固定在胫骨及股骨的内侧，摄像和显示系统放在右侧，注意术者正在使用带标记球的探针配准

上，作者一般在股骨端和胫骨端各使用两枚螺钉，单皮质固定，如果是严重骨质疏松患者，使用双皮质固定。手术过程中一旦发现任何装置松动或位置改变，立刻停用导航系统。

专业术语表

冠状面假体力线不良：矢状面和冠状面上以 90° 中立轴线为标准，假体力线超出了 ±3° 的可接受范围。

冠状面下肢力线不良：以 180° 中立轴线为标准，术后 HKA 超出了 ±3° 的可接受范围。

股骨解剖轴：股骨干中点的连线，近端起点为大转子内侧的梨状窝，远端止点为股骨髁间窝内侧。

股骨机械轴：近端起点为股骨头的中心，远端止点为股骨远端关节面的中心点，一般为股骨髁间窝的顶点。

胫股角（FTA）：股骨远端解剖轴和胫骨近端解剖轴所形成的夹角。

髋膝踝角（HKA）：股骨的机械轴和胫骨机械轴所形成的夹角，其角度代表着下肢冠状位力线。

关节发散角（JDA）：股骨远端及胫骨近端截骨线分别应垂直于股骨及胫骨机械轴，两条截骨线的夹角形成关节发散角，其值等同于 HKA 角。

关节线：在膝关节侧位片上腓骨顶端至股骨髁远端切线间的距离。

下肢的机械轴：股骨头中点与踝关节中点的连线。

髌骨高度：膝关节侧位片上髌骨假体远端与股骨假体远端切线间的距离。术中评估须将膝关节置于屈曲位，以髌骨假体远端与胫骨聚乙烯垫片之间的距离作为髌骨高度的参考标准。

胫骨的机械轴：胫骨髁间棘中点到距骨顶的中点的连线。

股骨远端外翻角（VCA）：股骨远端的机械轴与解剖轴夹角，它决定了股骨远端截骨的角度。

附录 1

骨性关节炎术前检查表

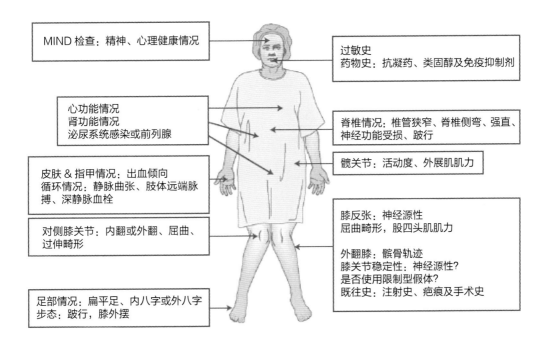

MIND 检查：精神、心理健康情况

过敏史
药物史：抗凝药、类固醇及免疫抑制剂

心功能情况
肾功能情况
泌尿系统感染或前列腺

脊椎情况：椎管狭窄、脊椎侧弯、强直、神经功能受损、跛行

髋关节：活动度、外展肌肌力

皮肤 & 指甲情况：出血倾向
循环情况：静脉曲张、肢体远端脉搏、深静脉血栓

膝反张：神经源性
屈曲畸形，股四头肌肌力

外翻膝：髌骨轨迹
膝关节稳定性：神经源性?
是否使用限制型假体?
既往史：注射史、疤痕及手术史

对侧膝关节：内翻或外翻、屈曲、过伸畸形

足部情况：扁平足、内八字或外八字
步态：跛行，膝外摆

附录 2　　　　　　　　　　术前临床影像检查表

HKA 角

VCA 角

JDA 角

股骨或胫骨弯曲，

胫骨内翻，关节外畸形

骨赘、软组织情况

骨感染

移植物假体的范围

原位植入，预截骨术

髌骨的位置

 髋关节的情况

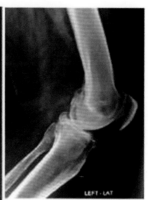

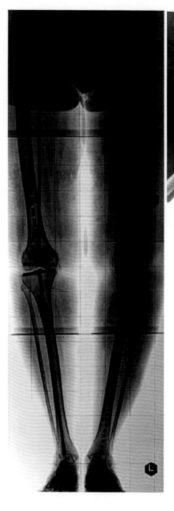

References（参考文献）

1. Singh JA. Epidemiology of knee and hip arthroplasty: a systematic review. Open Orthop J. 2011;5:80-5.

2. Ravi B, Croxford R, Reichmann WM, Losina E, Katz JN, Hawker GA. The changing demographics of total joint arthroplasty recipients in the United States and Ontario from 2001 to 2007. Best Pract Res Clin Rheumatol. 2012; 26:637-47.

3. Meneghini RM, Russo GS, Lieberman JR. Modern perceptions and expectations regarding total knee arthroplasty. J Knee Surg. 2014; 27:93-8.

4. Lingard EA, Riddle DL. Impact of psychological dis-tress on pain and function following knee arthroplasty.J Bone Joint Surg Am. 2007;89:1161-9.

5. Brander VA, Stulberg SD, Adams AD, Harden RN,Bruehl S, Stanos SP, Houle T. Predicting total knee replacement pain: a prospective, observational study. Clin Orthop Relat Res. 2003;416:27-36.

6. Riediger W, Doering S, Krismer M. Depression and somatisation influence the outcome of total hip replacement. Int Orthop. 2010;34:13-8.

7. Shetty GM, Mullaji A, Bhayde S, Chandra Vadapalli R, Desai D. Simultaneous bilateral versus unilateral computer-assisted total knee arthroplasty: a prospec-tive comparison of early postoperative pain and func-tional recovery. Knee. 2010; 17:191-5.

8. Mullaji A, Shetty GM. Persistent hindfoot valgus causes lateral deviation of weightbearing axis after total knee arthroplasty. Clin Orthop Relat Res. 2011;469:1154-60.

9. Kim TK, Chang CB, Kang YG, Kim SJ, Seong SC.Causes and predictors of patient's dissatisfaction after uncomplicated total knee

arthroplasty. J Arthroplasty.2009;24: 263-71.

10. Patel DV, Ferris BD, Aichroth PM. Radiological study of alignment after total knee replacement. Short radiographs or long radiographs? Int Orthop. 1991; 15:209-21.

11. McGrory JE, Trousdale RT, Pagnano MW, Nigbur M. Preoperative hip to ankle radiographs in total knee arthroplasty. Clin Orthop Relat Res. 2002;404:196-202.

12. Odenbring S, Berggren AM, Peil L. Roentgenographic assessment of the hip-knee-ankle axis in medial gon-arthrosis. A study of reproducibility. Clin Orthop Relat Res. 1993;289:195-6.

13. Petersen TL, Engh GA. Radiographic assessment

of knee alignment after total knee arthroplasty.J Arthroplasty. 1988; 3:67-72.

14. Hsu RW, Himeno S, Coventry MB, Chao EY. Normal axial alignment of the lower extremity and load-bearing distribution at the knee. Clin Orthop Relat Res. 1990;255:215-27.

15. Rauh MA, Boyle J, Mihalko WM, Phillips MJ,Bayers-Thering M, Krackow KA. Reliability of mea-suring long-standing lower extremity radiographs.Orthopedics. 2007; 30: 299-303.

16. Mullaji AB, Marawar SV, Mittal V. A comparison of coronal plane axial femoral relationships in Asian patients with varus osteoarthritic knees and healthy knees. J Arthroplasty. 2009; 24:861-7.

17. Mullaji A, Shetty GM. Computer- assisted total knee arthroplasty for arthritis with extra-articular defor-mity. J Arthroplasty. 2009;24:1164-9.

18. Mullaji AB, Shetty GM, Kanna R, Vadapalli RC. The influence of preoperative deformity on valgus correc-tion angle: an analysis of 503

total knee arthroplasties.J Arthroplasty. 2013;28:20-7.

19. Mullaji AB, Shetty GM. Surgical technique:computer-assisted sliding medial condylar osteotomy to achieve gap balance in varus knees during TKA.Clin Orthop Relat Res. 2013;471:1484-91.

20. Mullaji A, Shetty G. Total knee arthroplasty for arthritic knees with tibiofibular stress fractures: clas- sification and treatment guidelines. J Arthroplasty. 2010; 25:295-301.

21. Mullaji AB, Lingaraju AP, Shetty GM. Alignment of computer-assisted total knee arthroplasty in patients with altered hip center. J Arthroplasty. 2011;26:1072-7.

22. Aslam N, Lo S, Nagarajah K, Pasapula C, Akmal M.Reliability of preoperative templating in total knee arthroplasty. Acta Orthop Belg. 2004;70:560-4.

23. Peek AC, Bloch B, Auld J. How useful is templating for total knee replacement component sizing? Knee.2012;19:266-9.

24. Mullaji AB, Marawar SV, Simha M, Jindal G. Cruciate ligaments in arthritic knees: a histologic study with radiologic correlation. J Arthroplasty.2008; 3:567- 72.

25. Mullaji AB, Marawar SV, Luthra M. Tibial articular cartilage wear in varus osteoarthritic knees: correla- tion with anterior cruciate ligament integrity and severity of deformity. J Arthroplasty. 2008;23:128-35.

26. Hopley CD, Crossett LS, Chen AF. Long-term clinical outcomes and survivorship after total knee arthroplasty using a rotating platform kneeprosthesis: a meta-analysis. J Arthroplasty. 2013;28: 68-77.

27. Aggarwal AK, Agrawal A. Mobile vs fixed-bearing total knee arthroplasty performed by a single surgeon:a 4- to 6.5-year randomized, prospective, controlled, double-blinded study. J Arthroplasty.

2013;28:1712-6.

28. Shi X, Shen B, Yang J, Kang P, Zhou Z, Pei F. In vivo kinematics comparison of fixed- and mobile-bearing total knee arthroplasty during deep knee bending motion. Knee Surg Sports Traumatol Arthrosc. 2012 [Electronic publication ahead of print]

29. Gioe TJ, Maheshwari AV. The all-polyethylene tibial component in primary total knee arthroplasty. J Bone Joint Surg Am. 2010;92:478-87.

30. Han HS, Kang SB, Yoon KS. High incidence of loos-ening of the femoral component in legacy posterior stabilised-flex total knee replacement. J Bone Joint Surg Br. 2007;89:1457-61.

31. Zelle J, Janssen D, Van Eijden J, De Waal Malefijt M, Verdonschot N. Does high-flexion total knee arthro-plasty promote early loosening of the femoral compo-nent? J Orthop Res. 2011; 29:976-83.

第二章 全膝关节置换术的基本技术
Basic Technique of Total Knee Arthroplasty

导言

随着假体材料和工艺的发展，TKA 长期生存率和术后关节功能越来越依赖于医生的手术技术。众所周知，只有遵循手术的基本原则才能获得良好的结果，因此在 TKA 当中，术者应仔细斟酌每一个操作，保证所有操作都是根据具体情况按照相应原则进行的，只有这样才能获得一个成功的 TKA。正如世界上所有的膝关节外科医生，作者努力获得一个力线良好、软组织平衡、假体固定牢固的人工膝关节。软组织平衡是 TKA 的关键步骤，为保证术后膝关节活动全过程中的良好力线和软组织平衡，软组织松解须同时满足膝关节功能和解剖上的需求。一旦发生偏差，很可能导致术后膝关节僵硬或膝关节不稳定。

目前最常用的软组织平衡技术为等量截骨技术和间隙平衡技术，作者习惯应用间隙平衡技术。对于各种类型和各种程度的膝关节畸形，通过间隙平衡技术均能够获得力线良好、稳定的膝关节。本章节主要讲述作者进行 TKA 所遵循的基本原则和技巧，下节《声明》中简要地列出了作者手术技术的特点。

声明

作者通过大量手术发现，对于膝骨性关节炎尤其是重度畸形患者，后交叉韧带结构和功能都与正常后交叉韧带明显不同，因此作者选择使用后交叉替代型假体，这样更容易预测术后患者的步态和功能。

对于大部分病例，先行胫骨截骨。

所有病例均使用间隙平衡技术，先保证伸直位软组织平衡，内外侧间隙相等，再屈膝位决定股骨假体型号和股骨假体旋转力线，以保证屈伸间隙完全相等。

对于大部分病例，膝关节在整个屈伸过程中应保证内外侧软组织平衡。作者一般在伸膝位和屈膝 90° 位评估内外侧软组织平衡（也可以使用导航评估膝关节整个屈伸过程中的软组织平衡）。但是在极度屈曲位韧带应处于何种平衡状态目前尚存在争议，没有统一的标准。

所有病例均使用骨水泥固定型假体，所有病例均行髌骨置换术。

所有病例使用标准皮肤切口后行髌旁内侧入路。

计算器导航技术不仅能够量化下肢和假体的力线，同时用于评估软组织平衡、截骨厚度和软组织松解程度。因此对于作者，导航不仅仅只是一个确认工具，主要是对术者的每一项操作给予及时的反馈。

软组织平衡技术：Kaizen 法

Kaizen 一词来源于日语，含义是逐步改进，代表着人们着眼于不断地改善和提高相关工作流程和技术。简单来说，该技术代表着我们应该通过一些逐步、精确的细微操作来获得一个好的结果。作者采用的软组织平衡技术遵循 Kaizen 法。通过多个精细的、相互关联的细微操作来术中获得良好的力线和软组织平衡，这些技巧包括截骨、软组织松解、微调股骨假体的型号和位置。

TKA 术中软组织平衡的原则是获得同等距离和同等张力的内外侧间隙，术者需要保证膝关节屈膝位、伸膝位和屈伸过程中内外侧间隙完全相等。因此，我们在保证屈伸间隙均为矩形间隙的同时还应保证屈伸间隙相等。对于固定畸形的膝关节，TKA 的软组织松解需要仔细考虑三个问题，哪些软组织需要松解？什么情况下松解？松解到什么程度？关节内畸形往往可以通过关节内软组织松解和截骨解决，而关节外畸形如果仅在关节内进行纠正往往意味着大范围的软组织松解，大范围的软组织松解往往涉及松解侧副韧带，容易过度松解导致关节不稳定。因此对于合并关节外畸形的 TKA 患者为纠正畸形有时须行关节外截骨术。

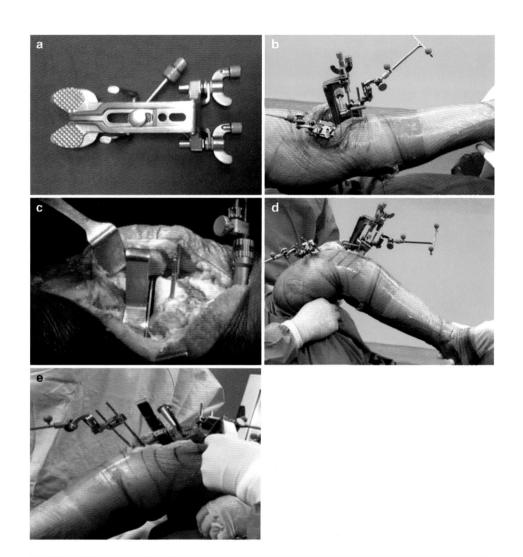

图 2.1 TKA 术中软组织张力评估。（a）作者使用的软组织张力计，由一个固定的胫骨底座和两个独立可移动的股骨底座组成，前者置于胫骨截骨面，后者置于股骨内外髁。（b）伸膝位，确保力线正确后使用软组织张力计评估内外侧软组织张力。（c）伸膝位置入间隙模块，评估内外侧软组织张力。（d）屈膝 90° 位下使用软组织张力计评估内外侧软组织张力。注意助手抱起大腿下端使足部离开台面。（e）屈膝 90° 位置入间隙模块，评估内外侧软组织张力，该步骤在股骨前后髁截骨之前完成

如何评估软组织张力

目前市场上有很多装置用于评估软组织张力。作者使用的软组织张力计由一个固定的胫骨底座和两个独立可移动的股骨底座组成，前者置于胫骨截骨面，后者置于股骨内外髁。（图 2.1a）。内外侧间隙的张力能够通过两个股骨底座分别进行调节。伸膝位进行软组织张力评估时，应保证下肢力线尽量位于中立轴线范围内，同时保证内外侧间隙张力相等（图 2.1b）。软组织松解完毕后应在伸膝位置入间隙模块，施以内外翻应力评估关节的松弛度再次确认关节稳定性（图 2.1c）。以上步骤在屈膝 90° 位下重复进行（图 2.1d，e）。最终目标首先应保证伸膝位和屈膝 90° 位下关节获得理想的稳定性，同时应保证应力测试中关节内外侧间隙张开程度和回位的弹性相等。

哪些软组织需要松解？

根据术前膝关节的畸形类型和程度来明确哪些部位的软组织需要松解。术者应该对各种膝关节畸形所需要松解的软组织有着全面的认识。对于内翻膝，很少需要松解外侧软组织，而对于外翻膝，很少需要松解内侧软组织。对于术前屈曲畸形的膝关节，往往需要松解后关节囊，而对于过伸畸形的膝关节，后关节囊松解往往成为禁忌。作者尽量避免松解侧副韧带、很少完全松解鹅足、从来不会彻底切断腘肌腱。对于侧副韧带本身没有挛缩的患者，大部分的畸形和软组织不平衡可以通过松解关节囊和周围软组织解决，一般无需松解侧副韧带和 / 或截骨术。

何时松解？ 松解程度？

TKA 术中应逐步、可控、程序化地进行软组织松解。在关节切开、显露和去除骨赘的过程中往往已经完成了初步的软组织松解，此时应再次评估关节畸形程度和软组织张力。对于重度畸形病例，初步松解往往不能完全解除关节固定畸形，或者无法获得良好的内外侧间隙平衡。对于初步松解后仍有残余畸形或内外侧软组织仍不平衡的病例，往往我们需要进一步地松解软组织，甚至需要行矫正性关节外截骨。

伸膝位下平衡内外侧间隙

伸膝位时，胫骨和股骨的截骨应该垂直于胫骨和股骨的机械轴（图 2.2a）以获得伸膝位矩形间隙。由于内外侧软组织不平衡，置入间隙模块后往往发现内外侧间隙不平衡，关节间隙呈梯形（图 2.2b）。通过恰当的软组织松解能够重建下肢力线、保证内外侧间隙相等（图 2.2c）。截骨后内外侧关节间隙的差异在术前可以通过下肢全长位片中的关节差异角度预判。

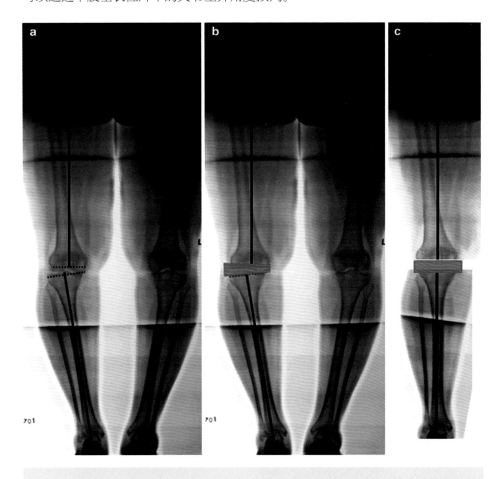

图 2.2 伸膝位平衡内、外侧间隙。（a）股骨远端和胫骨近端的截骨面（虚线所示）应垂直于各自的机械轴线（实线）。（b）由于内外侧软组织不平衡，置入间隙模块后往往发现内外侧间隙不平衡，关节间隙呈梯形。（c）通过恰当的软组织松解能够重建下肢力线、保证内外侧间隙相等呈矩形。

屈膝 90° 位下平衡内外侧间隙

屈膝 90° 位时，胫骨近端和股骨后髁截骨面应平行于股骨内外上髁连线，垂直于股骨髁前后相轴线（图 2.3a）。通过软组织张力计保证屈曲间隙与伸直间隙相等，以此为参考画出股骨后髁截骨线（图 2.3b，c），再次评估内外侧间隙是否相等，然后再行股骨后髁截骨。内翻膝中一旦内侧软组织未得到恰当的松解，截骨后股骨假体往往处于过度外旋位；同理，外翻膝中一旦外侧软组织未得到恰当的松解，截骨后股骨假体往往处于过度内旋位（图 2.3d，e）。与伸膝位原则相同，屈膝 90° 位时也需要获得内外侧软组织平衡的矩形关节间隙。屈曲位关节间隙受股骨远端截骨、胫骨近端截骨、屈曲 90° 时内外侧软组织张力、股骨假体型号、位置以及胫骨垫片厚度等多种因素影响。

确保屈伸间隙平衡

作者总是先获得伸直间隙平衡，然后使屈曲间隙与伸直间隙相等以获得屈伸间隙平衡。达到该目标的关键因素是股骨假体的型号和植入位置。如前所述，屈膝 90° 将恰当型号的股骨前后髁截骨板定位于股骨远端，然后置入间隙模块从而评估屈曲间隙，评估时应确保股骨屈曲间隙无异常增宽，股骨前方无切迹。评估屈曲间隙时应使用与伸直间隙厚度一致的间隙模块，如果屈曲间隙稍紧，可以选用小一号的股骨假体或者植入假体时将其适当前移以保证屈伸间隙平衡；如果屈曲间隙稍宽，可以屈曲位植入股骨假体或将其适当后移。但上述技巧只是权宜之计，只能微调屈曲间隙，使用时必须注意避免股骨前方切迹和伸直位股骨后髁撞击。在截骨前必须再次评估截骨面与各个参考轴线的关系以确保前后髁截骨板处于正确的旋转位置（图 2.4）。

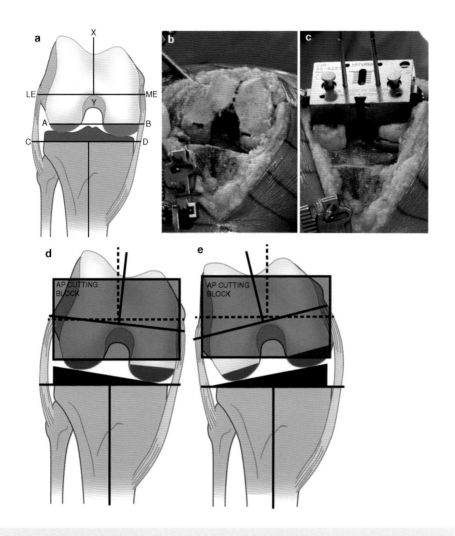

图 2.3 屈膝 90° 位下平衡内外侧间隙。（a）屈膝 90° 位下各个截骨线的关系。AB 线：股骨后髁截骨线；CD 线：胫骨近端截骨线。这两个截骨线应平行于股骨内外上髁连线（LE-ME 线），垂直于股骨髁前后相轴线（XY 线）。（b）通过软组织张力计保证屈曲间隙与伸直间隙相等，以此画出股骨后髁截骨线。（c）置入股骨前后髁截骨板，通过与各个参考轴线，比较截骨板下缘与股骨后髁截骨线的关系。（d）如果置入股骨前后髁截骨板时内侧软组织过紧，此位置下截骨后股骨假体往往处于过度外旋位。（e）如果置入股骨前后髁截骨板时外侧软组织过紧，此位置下截骨后股骨假体往往处于过度内旋位

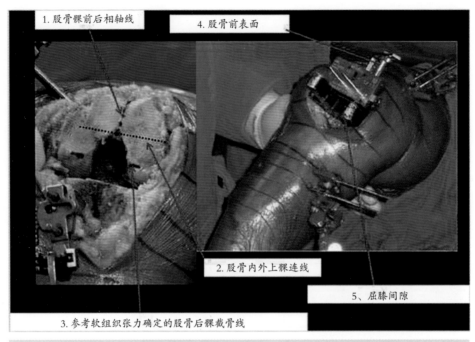

1. 股骨髁前后相轴线　　4. 股骨前表面

2. 股骨内外上髁连线

5、屈膝间隙

3. 参考软组织张力确定的股骨后髁截骨线

图 2.4 利用五个解剖参考线精确评估股骨前后髁截骨板的置入位置

手术入路和显露

作者使用经典膝前皮肤切口并经髌内侧进入膝关节，该入路适用于绝大多数 TKA 病例。对于严重膝外翻或髌骨轨迹严重异常患者，作者会选用髌旁外侧入路，对于僵硬膝患者，作者会联合行胫骨结节截骨术以增加显露。

对于大部分病例，作者在切开皮肤前使用充气止血带，对于非肥胖患者，止血带压力一般高于患者收缩压 100mmHg，对于肥胖患者，止血带压力应高于患者收缩压 150mmHg。对于重度肥胖患者，如果大腿过于粗大导致最大号止血带也难以满足要求时，作者仅在使用骨水泥植入假体时应用止血带。

所有病例先行胫骨截骨。作者使用七步法显露并脱位胫骨近端，该方法无需过多松解关节周围软组织、无需应用 Hohmann 拉钩辅助脱位、无需翻转髌骨和伸膝装置就能充分显露胫骨近端来完成胫骨近端截骨（图 2.5）。与其他手术一样，该方法需要相关的手术器械配合。具体的七步法如下：

1、髌骨：切断髌股骨韧带，切除髌下脂肪垫，彻底清除髌骨增生骨赘和周边滑膜，完成以上步骤为将伸膝装置推向外侧和髌骨置换打下良好的基础。

2、股骨远端前方：适当清除股骨远端前方的滑膜、脂肪以及其他软组织，该步骤不仅有利于导航手术时定位股骨前端，还能够为避免股骨前端切迹提供良好的显露。

3、交叉韧带：平衡软组织张力前彻底清除前后交叉韧带。

4、前方骨赘：清除股骨远端和胫骨平台内外侧骨赘。对于内翻膝，尤其注意清除股骨内髁 MCL 股骨止点下方的骨赘（图 2.6a）和髁间窝后内方的骨赘（图 2.6b）。

5、膝关节脱位：助手逐步屈曲膝关节，外旋胫骨以显露胫骨平台内侧和后内侧角，术者同时用电刀逐步松解此处 MCL 深层及周边关节囊，胫骨近端随之被安全地脱位于前方。将弧形 Hohmann 拉钩紧贴于伸膝装置放置于胫骨后外侧角从而充分显露胫骨近端（图 2.5）。

6、半月板：彻底清除内、外侧半月板，同时注意电凝止血外侧半月板滋养动脉。

7、后方骨赘：使用宽的直骨刀清除胫骨后内方骨赘（图 2.6c），使用弧形骨刀清除股骨后方骨赘（图 2.6d）。彻底清除内侧半月板后角有利于显露股骨后髁以清除股骨后方骨赘。

完成以上七个步骤后，再次伸直膝关节评估关节畸形矫正程度，通过施以内外翻应力仔细评估关节凹侧软组织紧张程度以及关节凸侧软组织松弛程度。

胫骨截骨

胫骨截骨厚度同时影响伸直和屈曲间隙。一般以相对健侧为参考平面行最小量的截骨，截骨量的多少由关节畸形的程度和所使用的假体决定。标准的胫骨截骨量是假体厚度加上最薄的聚乙烯垫片厚度，但是截骨量受到关节畸形的类型和程度的影响。总得来说，关节内外翻畸形程度越重，关节软组织平衡越差或关节过伸畸形越严重，胫骨截骨量应越小。大部分病例胫骨截骨 8mm 已经足够，对于重度固定的屈曲畸形或合并有较大骨缺损的患者，有时会需要多截几毫米胫骨近端以获得一个良好、平坦的骨面。胫骨冠状截骨面可以参考胫骨机械轴或解剖轴，胫骨底座的植入位置和胫骨近端的截骨量与使用哪条参考轴线有关。原则上胫骨冠状截骨面应垂直于胫骨机械轴或胫骨近端解剖轴，对于整体呈直线的胫骨该原则准确无误，但是对于弯曲的胫骨就很容易导致偏差（图2.7）。

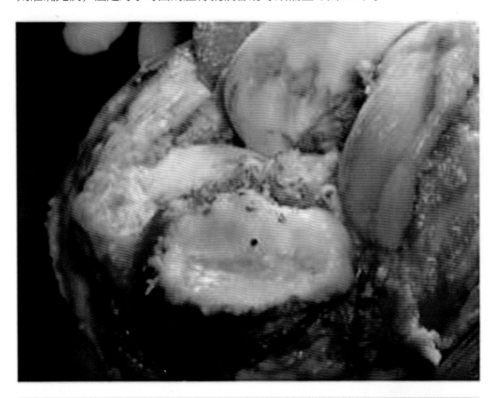

图2.5 胫骨平台前脱位示意图。切除交叉韧带和半月板，无需反转髌骨在弧形Hohmann拉钩的辅助下将伸膝装置（股四头肌肌腱和髌骨）推向外侧，将胫骨前脱位以充分显露胫骨平台，为胫骨截骨提供良好的条件

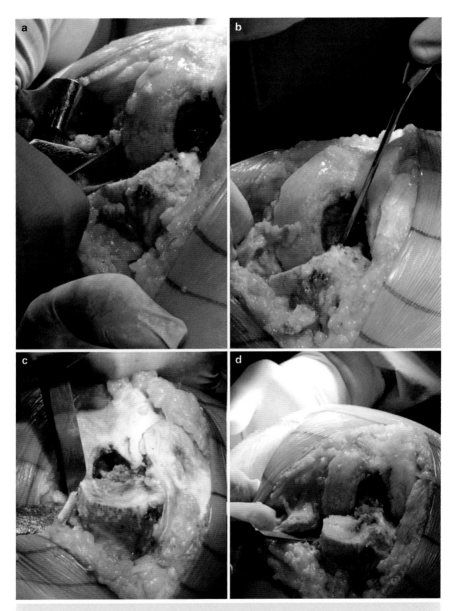

图 2.6 彻底清除骨赘是 TKA 显露的必要步骤。（a）股骨内髁 MCL 股骨止点下方的骨赘，使用窄的直骨刀清除。（b）髁间窝后内方的骨赘，使用窄的直骨刀清除。（c）胫骨后内方骨赘，使用宽的直骨刀清除。（d）股骨后方骨赘，使用弧形骨刀清除。注意整个过程中将胫骨近端尽量前脱位以方便骨刀进入后方清除骨赘

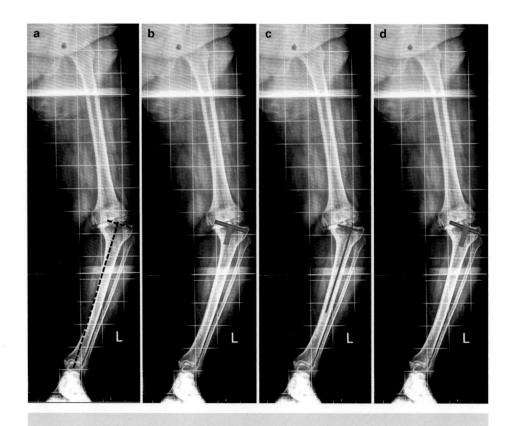

图 2.7 胫骨冠状面截骨参考示意图。（a）弓形胫骨的机械轴。（b）对于弓形或内翻的胫骨，使用机械轴确定冠状截骨面后的假体植入位置。注意胫骨开口和胫骨底座和延长杆的植入位置可能过于偏内。（c）对于弓形或内翻的胫骨，使用胫骨中上 1/3 解剖轴线确定冠状截骨面可能导致胫骨开口处位于平台中心外侧。（d）该方法能够将胫骨假体外置，有利于减少内侧骨缺损面积，减少胫骨截骨量，从而方便畸形纠正、软组织平衡和将胫骨延长杆植入胫骨髓腔中心

当使用胫骨机械轴确定胫骨截骨面时，一旦存在弓形胫骨或胫骨近端内翻，胫骨开口处和胫骨底座和延长杆的植入位置可能过于偏内（图2.7a，b）。同理，当使用胫骨近端解剖轴时，一旦存在胫骨内翻，胫骨底座的植入位置可能过于偏内。第三种明确胫骨截骨面的方法是参考胫骨中上1/3解剖轴线（图2.7c），尽管在弓形胫骨或胫骨近端内翻病例当中该轴线位于平台中心外侧，但是这可以方便将胫骨假体外置，有利于减少内侧骨缺损面积，减少胫骨截骨量，从而方便畸形纠正、软组织平衡和将胫骨延长杆植入胫骨髓腔中心（图2.7c，d）。

胫骨的后倾角由使用的胫骨假体决定，有些假体聚乙烯垫片自带后倾角，有些假体则不带后倾角（图2.8）。如果聚乙烯垫片自带后倾角则胫骨截骨时应垂直于机械轴无需后倾，如果此种假体还行后倾截骨会导致屈曲间隙增加，终末伸膝受限。由于胫骨截骨同时影响伸直和屈曲间隙，因此保证在冠状面和矢状面上的正确截骨显得尤为重要，否则随后利用间隙平衡技术进行股骨前后髁截骨无法正确完成。对于弓形胫骨，使用胫骨中上1/3解剖轴线为佳，这不仅能尽量减少胫骨截骨的偏差，同时还能保证胫骨底座的正确植入位置。

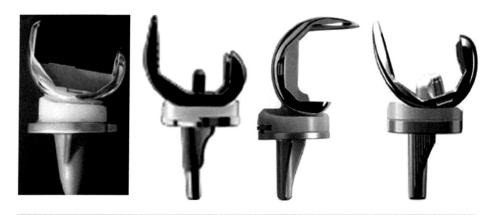

图 2.8 不同的假体有不同的胫骨底座和聚乙烯垫片设计

伸膝位软组织平衡和股骨远端截骨

股骨远端截骨影响伸膝间隙。胫骨截骨后使用软组织张力计评估内外侧软组织张力，保证获得正确力线的同时获得内外侧良好的软组织平衡（图2.1b）。在进行此步骤之前一定得移除关节周围骨赘，尤其是股骨髁后方骨赘，否则骨赘的存在会造成术中错误认为伸膝间隙不够。一旦力线或软组织平衡不理想，应行适当的软组织松解保证获得平衡的伸膝间隙和良好的力线。

股骨远端截骨应垂直于股骨机械轴，对于有重度骨缺损、严重内外翻畸形、过伸畸形或多向不稳的膝关节，应尽量控制股骨远端截骨量。对于固定屈曲畸形的病例，可能需要稍微增加股骨远端截骨。股骨远端截骨往往选用髓内定位系统，外翻角设定为5°~7°，大部分情况下这种固定外翻角度的方法能够达到满意的效果，但对于重度畸形病例该方法可能不那么可靠。研究显示股骨远端外翻角（VCA）的范围为2°~11°，其中45%不在5°~7°外翻角范围内。这往往是由于患者股骨干在冠状面过度弯曲所致，该情况在亚洲患者中很常见。有研究显示内翻膝患者中有20%的患者存在弓形股骨。在弓形股骨髓腔中使用较长的直髓腔定位杆会导致截骨板放置位置不良从而引起外翻截骨不准确。因此，为避免股骨假体力线不良，术前应在下肢全长位片上根据股骨远端外翻角（VCA）明确股骨远端截骨外翻角度。

完成胫骨和股骨远端截骨后，应用间隙模块评估伸膝位下肢力线和内外侧软组织平衡（图2.1c）。术者施以内外翻应力评估关节稳定性，任何软组织不平衡和肢体力线不良都应通过适度的软组织松解得以纠正。

屈膝位软组织平衡，明确股骨假体大小和旋转力线

完成伸膝位软组织平衡后，使用软组织张力计评估屈膝位间隙，原则上应保证屈膝位间隙与伸膝位间隙相等。让助手抱起大腿下端使足部离开台面，屈膝90°位评估内外侧软组织张力（图2.1d），原则上应保证内外侧软组织张力相等。根据作者经验，骨性关节炎患者往往存在外侧松弛，因此2mm的内外侧间隙差别（内翻膝中外侧间隙比内侧稍松弛）往往不会影响术后功能恢复。在屈曲90°

位用软组织张力计施以与伸膝位相等的软组织张力，以此描绘出股骨后髁截骨线（图 2.3b），描绘股骨后髁截骨线之前必须保证软组织松解已达平衡，否则股骨假体旋转力线会有偏差，如内翻膝中若内侧软组织仍紧张将导致股骨假体过度外旋放置，而外翻膝中外侧软组织仍紧张将导致股骨假体过度内旋放置。

根据实际股骨大小决定股骨假体型号，股骨前后髁截骨板型号应与植入的股骨假体型号一致。安放好截骨板后，术者应评估前方截骨面与股骨远端前方皮质的关系，注意避免前方切迹；应评估后方截骨面与之前描绘的股骨后髁截骨线的关系；应评估截骨板旋转力线，前后髁截骨线应平行于股骨内外上髁连线，垂直于股骨髁前后相轴线；最后，应将间隙模块置入截骨板下方以评估屈曲间隙（图 2.1a）。如果屈膝间隙较紧，应选取小一号的股骨假体，反之亦然。作者使用多个参考标准来决定股骨假体的位置、型号和旋转力线（图 2.4）。完成前后髁截骨后按照相关截骨板完成斜面截骨和髁间截骨。

胫骨假体型号和旋转力线

完成所有截骨后应安装上试模假体再次评估下肢力线和平衡屈伸间隙。内翻膝一旦发现内侧紧张和 / 或外侧松弛，应考虑额外的软组织松解和 / 或胫骨平台外移截骨术以及减小胫骨型号偏外侧放置以保证软组织平衡。在这种情况下，往往需要一个较厚的聚乙烯垫片以保证关节的稳定性。

胫骨假体的旋转力线往往通过试模时关节活动获得，反复屈伸膝关节后用电刀在胫骨前方标记试模假体的旋转位置。胫骨假体的型号应与股骨假体型号相适应，有些假体须型号一致，有些假体可以上下浮动 1~2 个型号。如果行充分的软组织松解后内侧仍紧张，可以行胫骨平台外移截骨术，选用小号的胫骨假体将其偏外侧放置于胫骨近端，然后用骨刀去除内侧未覆盖的胫骨近端以减少内侧软组织袖套的张力。严重膝关节内外翻畸形患者往往伴有胫骨旋转畸形，这时应特别注意胫骨假体的旋转力线以避免内八字足的发生。

髌骨

作者对所有 TKA 患者均行髌骨置换。只有对截骨后无法保证 12mm 厚度的髌骨才不予髌骨置换。标准为截骨后最少保留 12~14mm 的髌骨并将髌骨假体植入于偏内上方。由于髌骨内外侧厚度不一，因此截骨时髌骨内侧截骨量比外侧稍多以保证获得内外侧同样厚度的髌骨。植入髌骨假体之前应仔细清除所有髌周滑膜并给予去神经化，这样有利于减少髌骨捻发感和髌骨弹响。作者选用镶嵌式、椭圆弧形、三足、全聚乙烯的骨水泥髌骨假体。植入髌骨假体后用骨刀或咬骨钳去除多余髌骨，这样可以减少髌骨捻发感和撞击的发生。

骨水泥技术

作者对所有假体都是用骨水泥固定。良好的骨床准备是骨水泥渗入和假体牢固固定的先决条件。作者一般使用经环氧乙烷消毒的硬毛刷、50 毫升注射器和生理盐水冲洗清洁骨床。与脉压冲洗装置相比该方法经济有效，且不会损伤骨质疏松患者（亚洲患者很常见）的松质骨床。但是对于未应用止血带和骨床渗血较多的病例，仍需使用脉压冲洗装置。冲洗后应仔细检查骨床，任何骨囊肿区域应使用刮匙祛除硬化骨，任何松动的松质骨都应清除。对于大部分小到中等面积的骨囊肿可以通过骨水泥填充解决，但对于大的骨囊肿应行植骨，一般取股骨髁切除出来的骨进行填充。对于大面积的周边性骨缺损，先用摆锯进行阶梯状截骨以去除硬化骨，然后行结构植骨克氏针牢固固定，同时胫骨假体加用延长杆以保证胫骨假体的稳定性。

闭合伤口

骨水泥固化期时用刮匙祛除假体周边多余骨水泥，同时关节周围软组织给予"鸡尾酒"镇痛，骨水泥硬化后松止血带，屈伸膝关节检查髌骨轨迹。一旦发现髌骨轨迹外移或异常抬高则须行髌骨外侧副韧带松解，作者往往采用从内到外技术行髌骨外侧副韧带松解。然后脱位关节清除后方所有骨水泥骨赘，确切止血，行髌骨外侧副韧带松解时，尤其注意膝上外血管往往是一个固定的出血点。放置负压引流，逐层关闭伤口，关节囊缝合完毕后再次屈伸膝关节检查髌骨轨迹、膝关节活动度。防水敷料覆盖伤口，开放负压引流。

计算机导航 TKA 技巧

即使使用计算机导航，基本手术原则仍应遵循。导航在截骨、软组织松解、假体植入时可以给术者提供数据参考，有利于获得精确、稳定的结果。但术者应知晓导航也具有其局限性，有时术者应相信自己的临床判断而非导航所提供的数据。如果术者完全依靠导航而忽略了自己的临床判断，往往会带来无法弥补的错误。尽管有一定的学习曲线，在早期手术时间会略有延长，但作者相信大部分医生能够很快掌握导航技术，从而提高 TKA 手术的精确性和可重复性。本节简要介绍计算机导航在 TKA 中的基本步骤。作者使用非图像 Ci 计算机导航系统（Brainlab, Munich, 德国）行 TKA，该系统包括显示器和摄像头红外线接收系统。由照相机发出红外线，经胫骨、股骨反射回后被两套摄像头所接收从而得到手术所需数据。使用该导航系统包括以下几个基本步骤。

固定示踪器：一个示踪器包括 3 个红外线反射球，通过 4mm schanz 螺钉将示踪器单皮质固定于股骨远端 1/3 处和胫骨近端 1/3 处（图 2.9）。示踪器可以固定于皮肤切口内，也可另行小切口固定。如果固定于皮肤切口内，注意避免 schanz 螺钉对截骨板或假体造成阻碍。作者喜欢把胫骨段 schanz 螺钉打入关节面下一横指处，注意所有螺钉的植入方向和位置不影响胫骨延长杆的植入。股骨端将最远端的 schanz 螺钉置于股骨内上髁与关节软骨的中点处。

配准：按照导航系统的标准进行配准。依次注册股骨头中心点、股骨远端、胫骨近端和踝关节的骨性解剖标志。在保证骨盆固定的前提下轻柔旋转髋关节做圆周运动，让计算机自动识别出股骨头中心，一般偏差在 3mm 以内。关节置换中需要反复活动关节，导航系统计算出的股骨头中心作为所有运动的原点，在导航的准确性中占有核心地位。随后注册股骨远端和胫骨近端的各个骨性标志、关节线和关节面（图 2.10）。随后导航系统通过计算所得的股骨头中心、膝关节中心和踝关节中心描绘出下肢机械力线。

图 2.9 示踪器固定于股骨远端 1/3 处和胫骨近端 1/3 处

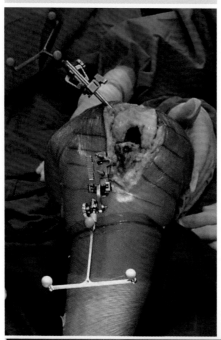

导航下置入截骨板：导航系统能够指导传统的截骨板的置入位置（图2.11），提高截骨的精确性从而获得理想的截骨面。导航能够准确向术者显示截骨板的位置，一旦需要术者能够微调每个截骨面的厚度和位置。

导航下截骨：导航能够精确显示胫骨近端、股骨远端和股骨前后髁的截骨面和截骨量，从而有利于明确术中截骨是否与术前计划一致。

屈伸过程中的间隙平衡：置入间隙

图 2.10 股骨远端和胫骨近端骨性标志的注册

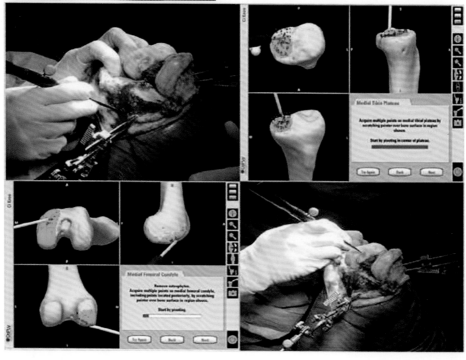

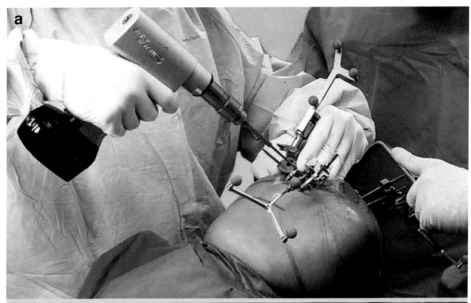

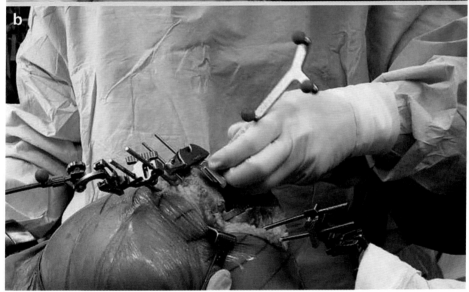

图 2.11 应用导航确认截骨板位置和截骨量的精确性。（a）导航监控下置入股骨远端截骨板。（b）应用导航评估股骨远端截骨量

模块后，导航能够数字化显示内外侧间隙的距离、下肢力线和内外侧软组织松紧程度。评价屈膝位内外侧软组织是否平衡可以通过胫骨面与股骨远端的骨性解剖标志（股骨内外上髁连线、股骨前后相髁间连线和股骨后髁连线）的关系来数字化评估。无需真正截骨，术者微调截骨板或假体的型号、位置和旋转力线时，Ci导航系统模拟出屈伸间隙和软组织张力的变化（图 2.12）。

　　最终下肢力线：试模后和假体植入后都用导航确认下肢力线，在骨水泥固定

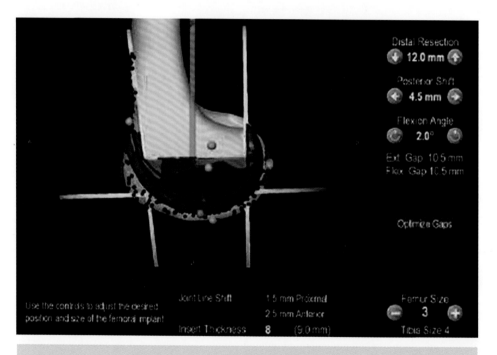

图 2.12 无需真正截骨，术者微调截骨板或假体的型号、位置和
旋转力线时，Ci 导航系统模拟出屈伸间隙和软组织张力的变化

假体时，可能发生加压不均衡导致骨水泥袖套不均匀或假体未完全植入理想位置，这样可能导致下肢力线不良，因此在骨水泥固定时务必应用导航监控下肢矢状面和冠状面的力线，保证骨水泥在正确力线下硬化。

附录：

TKA 手术技术流程图

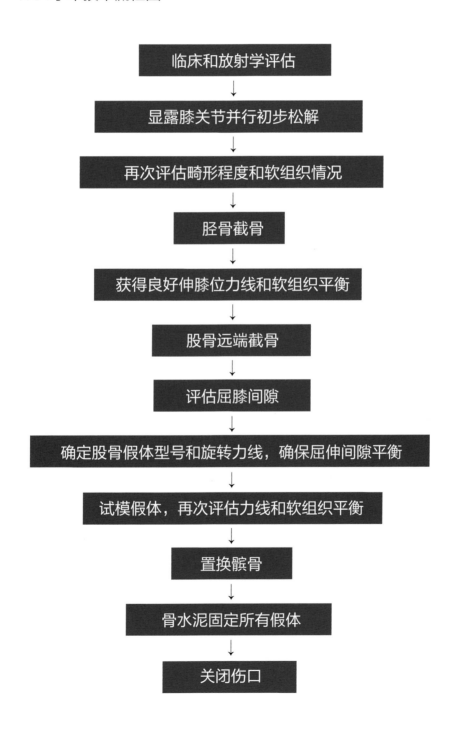

临床和放射学评估

↓

显露膝关节并行初步松解

↓

再次评估畸形程度和软组织情况

↓

胫骨截骨

↓

获得良好伸膝位力线和软组织平衡

↓

股骨远端截骨

↓

评估屈膝间隙

↓

确定股骨假体型号和旋转力线，确保屈伸间隙平衡

↓

试模假体，再次评估力线和软组织平衡

↓

置换髌骨

↓

骨水泥固定所有假体

↓

关闭伤口

References（参考文献）

1. Namba RS, Inacio MC, Paxton EW, Ake CF, Wang C, Gross TP, Marinac-Dabic D, Sedrakyan A. Risk of revi-sion for fixed versus mobile-bearing primary total knee replacements. J Bone Joint Surg Am. 2012;94:1929-35.

2. Cheng CH, Cheng YT, Chen JS. A learning curve of total knee arthroplasty (TKA) based on surgical vol-ume analysis. Arch Gerontol Geriatr. 2011;53:e5-9.

3. Dalury DF, Pomeroy DL, Gorab RS, Adams MJ.Why are total knee arthroplasties being revised?J Arthroplasty. 2013;28(8 Suppl):120-1.

4. Mullaji AB, Marawar SV, Simha M, Jindal G. Cruciate ligaments in arthritic knees: a histologic study with radiologic correlation. J Arthroplasty. 2008;23: 567-72.

5. Albert A, Forthomme JP, Vandenhooft A, Van Eeckhout P, Feoli F. Are lesions of the posterior cruci-ate ligament predictable before knee arthroplasty? A histological study of 434 ligaments in osteoarthritic knees. Acta Orthop Belg. 2008;74:652-8.

6. Stubbs G, Dahlstrom J, Papantoniou P, Cherian M. Correlation between macroscopic changes of arthro-sis and the posterior cruciate ligament histology in the osteoarthritic knee. ANZ J Surg. 2005;75:1036-40.

7. Mullaji AB, Marawar SV, Luthra M. Tibial articular cartilage wear in varus osteoarthritic knees: correlation with anterior cruciate ligament integrity and severity of deformity. J Arthroplasty. 2008;23:128-35.

8. Seon JK, Park JK, Shin YJ, Seo HY, Lee KB, Song EK. Comparisons of kinematics and range of motion in high-flexion total knee arthroplasty:

cruciate retain-ing vs. substituting designs. Knee Surg Sports Traumatol Arthrosc. 2011;19:2016-22.

9. Luo SX, Zhao JM, Su W, Li XF, Dong GF. Posterior cruciate substituting versus posterior cruciate retain-ing total knee arthroplasty prostheses: a meta-analysis. Knee. 2012;19:246-52.

10. Harato K, Bourne RB, Victor J, Snyder M, Hart J,Ries MD. Midterm comparison of posterior cruciate-retaining versus -substituting total knee arthro-plasty using the Genesis II prosthesis. A multicenter prospective randomized clinical trial. Knee. 2008;15:217-21.

11. Yoon JR, Jeong HI, Oh KJ, Yang JH. In vivo gap anal-ysis in various knee flexion angles during navigation- assisted total knee arthroplasty. J Arthroplasty. 2013;28(10): 1796-800.

12. Graban M, Swartz JE. Kaizen and continuous improvement. In: Graban M, Swartz JE, editors.Healthcare Kaizen: engaging front-line staff in sus-tainable continuous improvements. New York: Productivity Press; 2012. p. 3-27.

13. Mullaji A, Shetty GM. Computer- assisted total knee arthroplasty for arthritis with extra-articular defor-mity. J Arthroplasty. 2009;24:1164-9.

14. Mullaji AB, Shetty GM. Correction of varus defor-mity during TKA with reduction osteotomy. Clin Orthop Relat Res. 2014;472(1):126-32.

15. Mullaji AB, Shetty GM, Kanna R, Vadapalli RC. The influence of preoperative deformity on valgus correc-tion angle: an analysis of 503 total knee arthroplasties.J Arthroplasty. 2013;28:20-7.

16. Mullaji AB, Marawar SV, Mittal V. A comparison of coronal plane axial femoral relationships in Asian patients with varus osteoarthritic knees and healthy knees. J Arthroplasty. 2009; 24:861-7.

17. Mullaji AB, Sharma AK, Marawar SV, Kohli AF. Tibial torsion in non-arthritic Indian adults: a com-puter tomography study of 100 limbs. Indian J Orthop. 2008; 42:309-13.

18. Shetty GM, Mullaji A. The humble toothbrush - a simple and inexpensive tool for bone surface prepara-tion in cemented total knee arthroplasty. J Maharashtra Orthop Assoc. 2011;6:1-4.

19. Mullaji A, Marawar S, Sharma A. Correcting varus deformity. J Arthroplasty. 2007;22(4 Suppl 1):15-9.

20. Mullaji A, Kanna R, Shetty GM, Chavda V, Singh DP.Efficacy of periarticular injection of bupivacaine, fen-tanyl, and methylprednisolone in total knee arthro-plasty: a prospective, randomized trial. J Arthroplasty.2010;25: 851-7.

第三章 内翻膝的处理
Varus Deformity

导言

内翻膝是全膝关节置换术中最常见的一种畸形，通常合并有下肢力线（髋－膝－踝角）小于180°、不同程度的内侧软组织挛缩、外侧软组织松弛、屈曲畸形以及内侧关节间室骨磨损。在内翻膝中，内侧骨赘导致内侧软组织粘连和挛缩；后方骨赘引起后关节囊粘连和挛缩，从而阻碍终末期屈曲，最终导致屈曲畸形。重度内翻膝还可能合并外侧软组织延长和变弱。

内翻膝 TKA 的原则与常规 TKA 一致，包括恢复正常下肢力线、内外侧软组织平衡、屈伸间隙平衡以及内侧骨缺损重建。但是内翻膝有其特点，严重膝内翻时常合并股骨远端和胫骨的旋转畸形，使得股骨和胫骨假体旋转力线的骨性参考标志的可靠性降低。严重内翻膝很可能存在股骨干过曲、胫骨近端内翻等关节外畸形。这些病理改变都极大的增加了手术难度。本章节主要讲述 TKA 中内翻畸形的处理原则和手术技巧。

病理解剖

膝关节的稳定性和功能与膝关节周围多个软组织结构的动态相互作用密切相关。充分认识正常状态和病理条件下这些结构的解剖和功能对内翻膝行 TKA 后能否获得理想的力线、平衡和运动学来说至关重要。TKA 中如何获得平衡且稳定的关节尤为复杂。因为膝关节周围的韧带和肌肉都是动态结构，其在膝关节屈伸过程中的作用是不同的。

　　术者必须理解膝关节内侧软组织结构在间隙平衡和力线中的作用，以及这些结构松解后关节间隙和力线的变化。为达到内外侧关节间隙平衡，一般推荐按标准程序对软组织进行逐层松解。

　　通常，膝关节内侧软组织结构被描述为三层。第一层最为表浅，由膝关节小腿筋膜的深层组成，包括膝内侧支持带和鹅足（缝匠肌、股薄肌和半腱肌）在胫骨近端前内侧面的远端附着部分。第二层主要包括内侧副韧带浅层，起自后斜韧带的后内侧（图 3.1）。第三层为最深层，包括内侧副韧带深部、关节囊深层以及半膜肌在胫骨后内侧角关节线以下的止点部分。我们运用计算机导航系统在尸体研究中量化了依次松解后内侧结构对屈伸间隙的影响，结果证实不同的软组织松解会导致屈伸间隙的不同的变化。因此，准确和精细地按照原则松解后内侧软组织有助于术中矫正畸形、恢复肢体力线和软组织平衡。虽然有些学者采用其他软组织松解顺序处理内翻膝，但作者一般按照以下顺序进行软组织松解（图 3.2）。

　　如第一章所述，从术前影像学资料和麻醉下的膝关节体格检查中确认软组织和骨性结构的病理改变。为获得理想的肢体力线和间隙平衡，手术医生必须依据每一例内翻膝的临床影像学特点，为单个 TKA 患者制定个体化截骨量、软组织松解、假体型号和植入位置的手术方案。基于过去 20 年近 10000 例 TKA 经验，作者积累了大量内翻膝的临床和影像学特点，这些都是作者手术技术的依据和基础。

　　内翻膝麻醉下体格检查应注意三个问题：① 膝关节最大伸直位时畸形的可矫正性（强直，部分矫正，完全矫正以及不稳）；② 是否合并矢状面畸形（固定屈曲畸形或过伸畸形）；③ 外侧软组织松弛的程度（轻度、中度或重度）（图 3.3）。如果麻醉状态下内翻畸形矫正程度越高，术中需要的内侧软组织松解越少；同理，外侧软组织越松弛，术中需要的内侧软组织松解越多。一旦合并矢状面畸形则意味着术前、术中需要精确评估胫骨、股骨远端截骨以及后方软组织松解，否则难以获得良好的力线和屈伸间隙平衡。

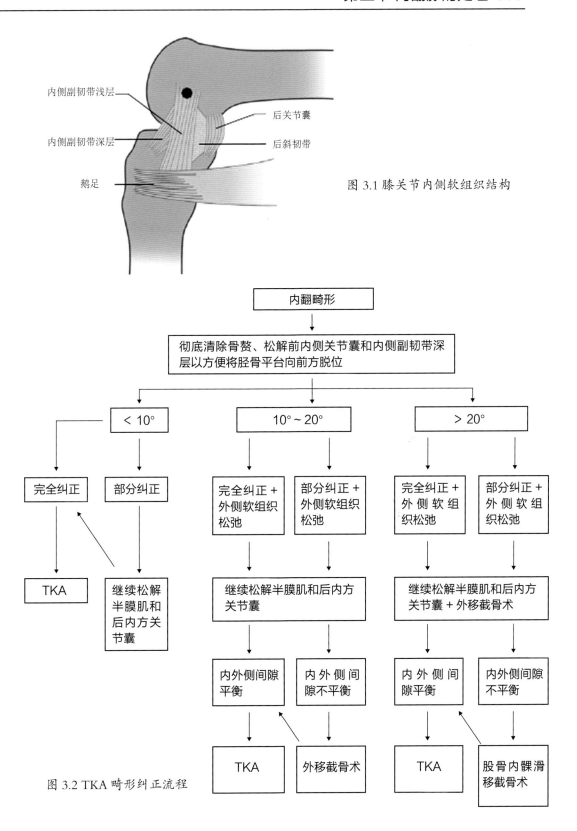

图 3.1 膝关节内侧软组织结构

图 3.2 TKA 畸形纠正流程

　　仔细阅读术前影像学资料能够帮助术者预测手术难点和关键步骤。对于内翻膝，以下五个影像学特征必须在术前仔细评估：① 内翻畸形程度：通过髋－膝－踝全长平片评估；② 外侧松弛度：根据关节发散角和胫骨外侧移位程度评定；③ 关节外畸形：股骨冠状面弯曲程度影响股骨远端外翻角，胫骨平台角影响胫骨内翻程度；④ 内侧骨缺损程度；⑤ 骨赘程度（图 3.4）。

　　上述指标是否出现取决于关节炎和畸形的严重程度。关节强直、矢状面畸形、广泛外侧松弛、大量骨赘以及严重内侧骨缺损等情形，在重度内翻膝中更为常见，尤其是内翻畸形 ≥ 20° 时。有时普通 X 片显示关节炎和内翻畸形并不显著，但全长位 X 片会发现患肢存在关节外畸形，通常为股骨冠状面过度弯曲，这种关节的 TKA 更为复杂也更具有挑战性。此外，内翻畸形的增加会使股骨远端外翻角以及股骨远端和胫骨的旋转力线产生变化，在植入股骨和胫骨假体时这些因素都需要充分考虑。

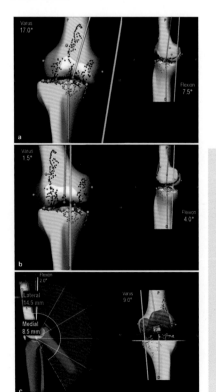

图 3.3 内翻膝需要注意的 3 个主要临床特征（通过计算机导航屏幕截图图像显示）：（a）冠状位最大内翻畸形（最大伸直位时对膝关节施加内翻应力）和矢状面最大屈曲畸形；（b）内翻畸形的最大可矫正程度（最大伸直位时对膝关节施加内翻应力）；（c）最大外侧软组织松弛度（最大伸直位时施加对膝关节的内翻应力）

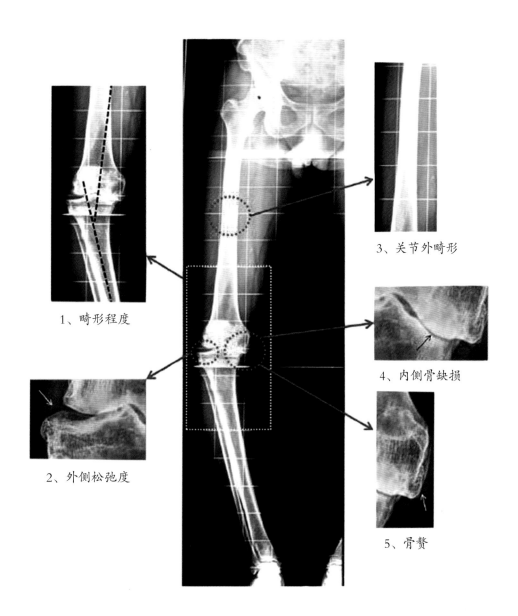

1、畸形程度

2、外侧松弛度

3、关节外畸形

4、内侧骨缺损

5、骨赘

图 3.4 内翻膝在术前髋－膝－踝全长
平片中应引起重视的 5 个主要影像学特征

　　基于 1500 例计算机辅助 TKA 的影像学分析，作者认为"高风险"膝关节的特征能在术前站立位髋－膝－踝全长平片中加以识别（图 3.6）。术前这些影像学特征的存在提示 TKA 术后力线异常的风险加大。因此，外科大夫应该甄别这些"高风险"膝关节，术中采取相应措施以确保术后获得理想的肢体和假体力线以及软组织平衡。

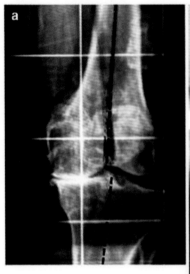

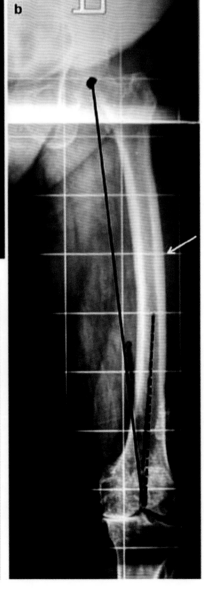

　　图 3.5 关节内畸形合并关节外畸形。（a）术前站立膝关节平片显示轻度畸形、骨缺损、骨赘和外侧松弛。虚线标示为胫股角。（b）术前站立位髋－膝－踝全长平片可见股骨干明显的冠状面弯曲（白色箭头所示）。该患者的远端股骨外翻角（VCA）大约为 10.5°。虚线代表股骨远端解剖轴，黑线代表股骨机械轴，两条线的夹角即为 VCA

手术技术

根据内翻膝的 3 个临床和 5 个影像学特征，作者选择相应的手术技术来完成 TKA。基本原则之一是间隙平衡，根据以上临床－影像学特征的出现与否对每一例膝关节进行相应的截骨和软组织松解。逐步进行内侧软组织松解以完全纠正内翻畸形，同时保证内外侧软组织平衡，这种松解必须逐步、精确且反复评估，否则很容易发生过度松解和关节不稳定。

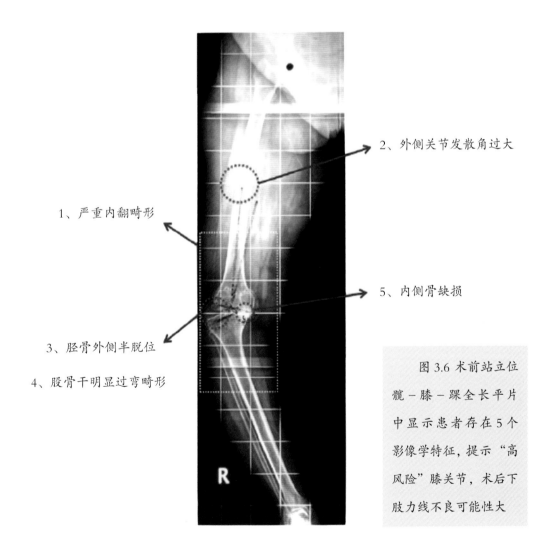

2、外侧关节发散角过大

1、严重内翻畸形

5、内侧骨缺损

3、胫骨外侧半脱位

4、股骨干明显过弯畸形

图 3.6 术前站立位髋－膝－踝全长平片中显示患者存在 5 个影像学特征，提示"高风险"膝关节，术后下肢力线不良可能性大

为达到手术目的，首先需要移除膝关节周围的所有骨赘，这样不仅可以松解受累的软组织，而且还可避免不必要的软组织松解。清除所有骨赘后手术医生能精确估计完全伸直位时畸形残留程度和软组织挛缩情况，从而确定真正需要的软组织松解范围和程度。一般根据麻醉下畸形的纠正情形可以预判软组织松解范围和程度。TKA 中为显露关节和向前脱位胫骨平台，需清除骨赘、松解 MCL 深层和半膜肌，完成这些初步松解后大部分麻醉下轻度畸形能够得到完全矫正。然而，对于强直膝和重度内翻畸形，常需要进行广泛的软组织松解——松解范围包括后内侧关节囊附着于胫骨近端部分和切除部分后内侧关节囊，必要时需行外移截骨术。与之相反，一旦膝关节合并冠状面和矢状面不稳定不宜进行过多软组织松解。

其次应评估外侧软组织的松弛程度。在伸直位放置间隙模块后施加内翻应力以检测外侧副韧带拉伸程度。虽然此时施以外翻应力发现内翻畸形已被完全矫正，但由于广泛的外侧软组织松弛，往往仍存在内外侧软组织不平衡。同样地，一旦合并关节外畸形，仅凭内侧软组织松解可能难以达到理想的力线和软组织平衡。这种情况下往往需要内髁滑移截骨术或关节外截骨术来获得良好的力线和软组织平衡。

膝关节（内翻）畸形 10°

膝关节 <10° 内翻或者 HKA 角 >170°～180° 时属于轻度内翻膝，轻度内翻膝中骨赘、内侧骨缺损、关节外畸形和矢状面畸形均罕见或程度很轻。通过初步内侧软组织松解和标准截骨很容易矫正轻度内翻畸形。当合并轻到中度的外侧松弛或矢状面畸形，可通过进一步松解内侧软组织来平衡外侧软组织松弛，彻底清除后方骨赘，松解后方关节囊或者增加股骨远端截骨来纠正屈曲畸形。一旦合并过伸畸形，应尽量减少胫骨和股骨远端截骨，同时避免松解后方软组织。很少的情况下，术前全长髋－膝－踝平片会发现下肢存在股骨干反曲，这种病例术者很容易矫枉过正导致术后外翻膝。因此术中应严格避免过度松解内侧软组织并减少股骨远端截骨的外翻矫正角。

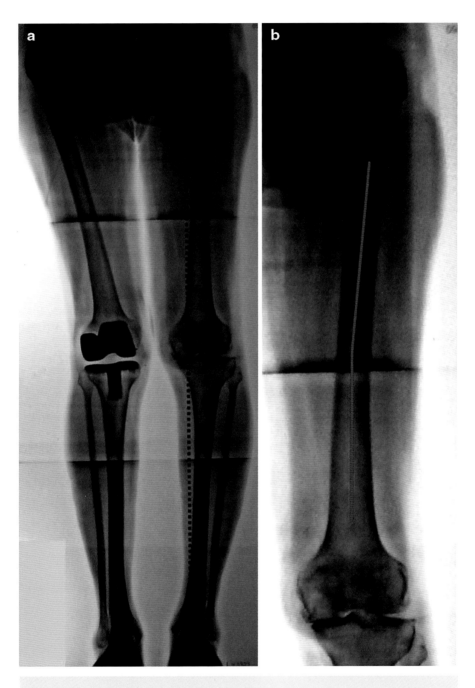

图 3.7 股骨干冠状面反曲。（a）术前站立膝关节平片显示左膝轻度内翻畸形。没有发现反曲导致右膝外翻畸形。黑色虚线显示下肢机械轴。（b）股骨干放大后显示冠状面反曲，红线表示股骨干反曲角

膝关节（内翻）畸形 10°～20°

中度内翻畸形常合并轻到中度的骨赘、外侧软组织松弛、内侧骨缺损、矢状面畸形或关节外畸形。这些畸形通过标准程序处理大部分能够得以纠正。一旦合并关节外畸形，无论是股骨冠状面过曲或是胫骨近端内翻都将使得畸形矫正和软组织平衡变得更具有挑战性，往往提示需要比常规松解更多内侧软组织以获得良好的力线和软组织平衡。由于严重外侧软组织松弛（伴或不伴内侧软组织过度紧张），广泛的软组织松解也无法达到满意的平衡，此时往往需要进行内髁滑移截骨（SMCO）。术前仔细阅片能够发现此类病例，往往表现为轻度的关节内畸形合并关节外畸形，关节发散角指向外侧提示严重的外侧软组织松弛，同时存在胫骨近端向外侧半脱位、与症状不符的极少量骨赘。关节外畸形矫正有利于在不过度松解软组织情况下获得良好的力线和软组织平衡。

膝关节（内翻）畸形 >20°

全膝关节置换过程中，重度内翻畸形常会带来极大的技术挑战，包括严重关节外畸形、严重外侧松弛、内侧骨缺损以及中到重度的矢状面畸形。软组织松解的程度视软组织张力计测量的紧张度而定。术中需按照前述流程（图 3.2）进行广泛软组织松解，分级、逐步地松解内侧副韧带深部、后内侧关节囊和半膜肌。首先沿胫骨后内侧和股骨内髁清除骨赘，随后进行截骨。一旦合并严重外侧松弛或过伸畸形时，胫骨截骨平面应限制在胫骨外侧平台 6~7mm 处。当存在胫骨内侧骨缺损时，截骨平面通常应平行于或高于骨缺损基底部。如果要减小骨缺损的面积，可额外增加 2mm 截骨，这样可以较小的胫骨假体，有助于采用外移截骨术以矫正畸形和平衡软组织。

股骨远端截骨量由术前测量髋－膝－踝全长片中股骨外翻角决定，截骨量还与股骨内髁骨缺损程度和屈曲挛缩严重程度有关，因此每个患者的股骨远端截骨量都有不同。如果存在明显的股骨内髁骨缺损、过伸畸形或严重关节不稳，必须减少股骨远端截骨量。如果切除后方骨赘和松解后方粘连关节囊之后，屈曲畸形仍无明显改善，可能需增加股骨远端截骨量。对严重股骨冠状面弯曲，可使用短髓内定位杆以避免股骨远端截骨模块的位置异常，或使用计算机导航以绕过股骨的关节外畸形准确放置截骨模块。

用间隙模块评估膝关节伸直位的内外侧间隙平衡，通过进一步的软组织松解和外移截骨术解决残留软组织不平衡。由于广泛软组织松解后屈曲间隙往往大于伸直间隙，可选用大一号股骨假体，屈曲 2°～5° 并向后移位植入假体以达到屈伸间隙平衡。如果屈曲间隙仍然大于伸直间隙，则需增加股骨远端截骨并选用更厚的聚乙烯垫片。

对于大部分关节外畸形和外侧松弛，上述截骨技巧和软组织松解能够获得满意效果。然而在一些强直膝中，广泛内侧软组织松解后仍残留内侧软组织紧张，此时需行股骨内髁滑移截骨。骨水泥固定假体后，将股骨内髁骨块向远端移位并用松质骨钉固定（详细技术见第十一章）。极少情况下，持续存在严重的外侧软组织松弛和不稳定，此时应选用限制型假体。

如果胫骨仍存在骨缺损，需要根据骨缺损的大小和位置决定其处理方式。深度小于 10mm 的非包容性胫骨内侧骨缺损可用骨水泥充填，而骨缺损大于等于 10mm 时，需用自体骨移植物充填（通常用髁间窝截骨块）。首先用摆锯将骨缺损修整成阶梯状，然后将移植骨塑形，与骨缺损匹配。移植骨通常被夯实在骨缺损位置，如果骨块够大，则用 2mm 克氏针或松质骨螺钉固定（图 3.9）。克氏针和螺钉应平行于胫骨平面以避免影响放置胫骨部件。胫骨延长杆常用于巨大内侧骨缺损（>10mm) 的患者。极少情况下，明显的股骨内侧骨缺损可能需要金属垫块 + 延长杆股骨假体（图 3.10）。

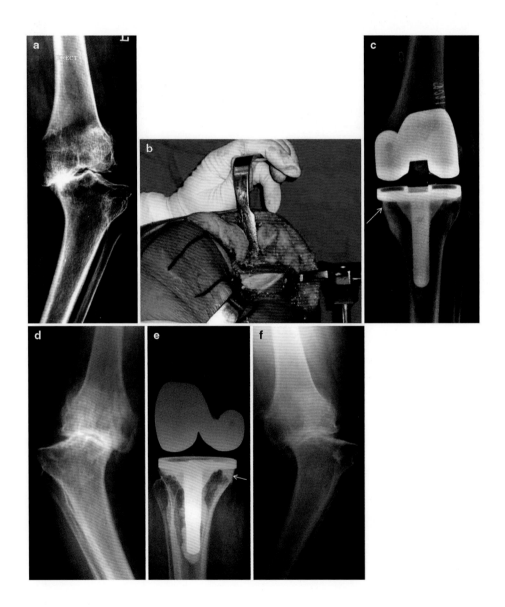

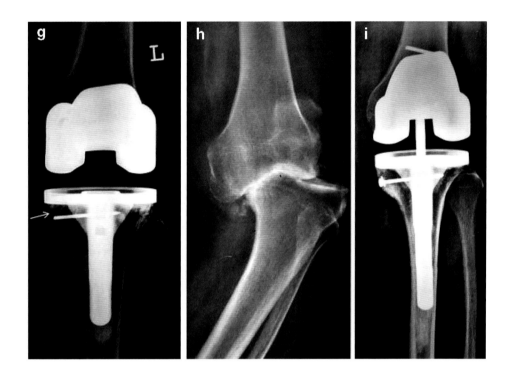

图 3.8 内翻膝 TKA 的胫骨内侧骨缺损处理。（a）术前前后位站立位膝关节平片显示明显的胫骨内侧骨缺损。（b）术中照片显示胫骨内侧骨缺损。注意胫骨截骨平面明显高于胫骨骨缺损最低点。（c）术后该患者膝关节站立位片，胫骨骨缺损用自体骨夯实于原位，无需固定（箭头所示），使用胫骨延长杆支撑。（d）术前膝关节站立位片显示明显的胫骨内侧骨缺损。（e）术后膝关节站立位片，胫骨骨缺损较小未行骨移植。用骨水泥（箭头所示）充填并使用胫骨延长杆支撑。（f）术前膝关节站立位片显示明显的胫骨内侧骨缺损。（g）术后膝关节站立位片显示胫骨骨缺损较大行骨移植并用克氏针固定（箭头），同时使用胫骨延长杆支撑。（h）术前支撑显示明显的胫骨内侧骨缺损合并膝关节半脱位。（i）术后膝关节站立位片显示使用限制型假体，胫骨骨缺损行骨移植并用螺钉固定

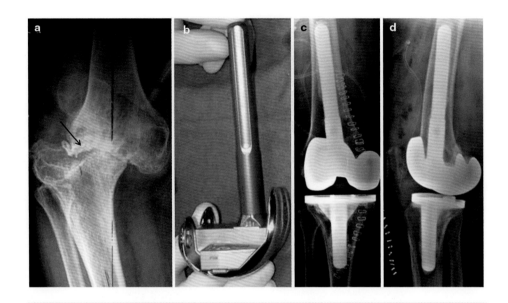

图 3.9 内翻膝 TKA 时外侧股骨髁缺损的处理。（a）术前膝关节站立位片显示大量的股骨外髁（箭头所示）及胫骨缺损。（b）该患者使用带延长杆的股骨远端金属加强假体。（c）该患者膝关节站立位片。（d）该患者术后膝关节侧位片

计算机辅助技术

运用计算机辅助技术对内翻膝进行 TKA 的基本技术与传统 TKA 相似。导航能够量化、精确指导逐层内侧软组织松解以获得矩形平衡间隙和完全恢复下肢机械轴。对于严重内翻膝导航系统有很多优势。首先其可以减小关节外畸形对力线评估的影响，对于严重股骨冠状面弯曲、骨折畸形愈合、股骨端残留内固定，虽然有学者使用短髓内杆来定位力线，但导航能够绕过关节外畸形精确评估力线。其次，当需要进行外移截骨或股骨内髁滑移截骨时，导航能够精确、可控、量化地松解内侧紧张软组织、正确恢复软组织平衡和下肢力线。最后在一些罕见病例中，股骨或胫骨关节外畸形的截骨矫正是必需的。导航能够保证精确校正关节外畸形，恢复正常的肢体力线。

References（参考文献）

1. Mihalko WM, Saleh KJ, Krackow KA, Whiteside LA. Soft-tissue balancing during total knee arthroplasty in the varus knee. J Am Acad Orthop Surg. 2009;17:766-74.

2. Matsuda S, Miura H, Nagamine R, Urabe K, Mawatari T, Iwamoto Y. A comparison of rotational landmarks in the distal femur and the tibial shaft. Clin Orthop Relat Res. 2003;414:183-8.

3. Matsui Y, Kadoya Y, Uehara K, Kobayashi A, Takaoka K. Rotational deformity in varus osteoarthri-tis of the knee: analysis with computed tomography. Clin Orthop Relat Res. 2005;433:147-51.

4. Nagamine R, Miyanishi K, Miura H, Urabe K, Matsuda S, Iwamoto Y. Medial torsion of the tibia in Japanese patients with osteoarthritis of the knee. Clin Orthop Relat Res. 2003;408:218-24.

5. Mullaji AB, Shetty GM, Lingaraju AP, Bhayde S. Which factors increase risk of malalignment of the hip-knee-ankle axis in TKA? Clin Orthop Relat Res. 2013;471: 134-41.

6. Whiteside LA. Soft tissue balancing: the knee. J Arthroplasty. 2002;17(4 Suppl 1):23-7.

7. Verdonk PC, Pernin J, Pinaroli A, Ait Si Selmi T, Neyret P. Soft tissue balancing in varus total knee arthroplasty: an algorithmic approach. Knee Surg Sports Traumatol Arthrosc. 2009;17:660-6.

8. Mullaji A, Marawar S, Sharma A. Correcting varus deformity. J Arthroplasty. 2007;22(4 Suppl 1):15-9.

9. Mullaji AB, Padmanabhan V, Jindal G. Total knee arthroplasty for profound varus deformity: technique and radiological results in 173 knees with varus of more than 20 degrees. J Arthroplasty. 2005;20:550-61.

10. LaPrade RF, Engebretsen AH, Ly TV, Johansen S, Wentorf FA, Engebretsen L. The anatomy of the medial part of the knee. J Bone Joint Surg Am. 2007;89:2000-10.

11. Warren LF, Marshall JL. The supporting structures and layers on the medial side of the knee: an anatomi-cal analysis. J Bone Joint Surg Am. 1979;61:56-62.

12. De Maeseneer M, Van Roy F, Lenchik L, Barbaix E, De Ridder F, Osteaux M. Three layers of the medial capsular and supporting structures of the knee: MR imaging- anatomic correlation. Radiographics. 2000; 20: 83-9.

13. Mullaji A, Sharma A, Marawar S, Kanna R. Quantification of effect of sequential posteromedial release on flexion and extension gaps: a computer-assisted study in cadaveric knees. J Arthroplasty. 2009;24:795-805.

14. Mullaji AB, Sharma AK, Marawar SV, Kohli AF. Tibial torsion in non-arthritic Indian adults: a com-puter tomography study of 100 limbs. Indian J Orthop.2008; 42:309-13.

15. Siston RA, Patel JJ, Goodman SB, Delp SL, Giori NJ. The variability of femoral rotational alignment in total knee arthroplasty. J Bone Joint Surg Am. 2005;87:2276-80.

16. Mullaji AB, Sharma AK, Marawar SV, Kohli AF, Singh DP. Distal femoral rotational axes in Indian knees. J Orthop Surg (Hong Kong). 2009;17:166-9.

17. Sahin N, Atici T, Öztürk A, Özkaya G, Özkan Y, Avcu B. Accuracy of anatomical references used for rota-tional alignment of tibial component in total knee arthroplasty. Knee Surg Sports Traumatol Arthrosc.2012; 20: 565-70.

18. Sun T, Lu H, Hong N, Wu J, Feng C. Bony landmarks and rotational alignment in total knee arthroplasty for Chinese osteoarthritic knees with varus or valgus deformities. J Arthroplasty. 2009;24: 427−31.

19. Mullaji AB, Shetty GM, Kanna R, Vadapalli RC. The influence of preoperative deformity on valgus correc− tion angle: an analysis of 503 total knee arthroplasties. J Arthroplasty. 2013;28:20−7.

20. Mullaji AB, Shetty GM. Correction of varus defor−mity during TKA with reduction osteotomy. Clin Orthop Relat Res. 2014;472:126−32.

21. Mullaji AB, Shetty GM Surgical technique:computer−assisted sliding medial condylar osteotomy to achieve gap balance in varus knees during TKA. Clin Orthop Relat Res. 2013;471:1484−91.

22. Mullaji A, Shetty GM. Computer− assisted total knee arthroplasty for arthritis with extra−articular defor−mity. J Arthroplasty. 2009;24:1164−9.

23. Mullaji A, Lingaraju AP, Shetty GM. Computer−assisted total knee replacement in patients with arthri−tis and a recurvatum deformity. J Bone Joint Surg Br.2012;94: 642−7.

第四章 外翻膝的处理
Valgus Deformity

导言

与内翻膝相比，对外翻膝行 TKA 具有其独特的挑战性。膝外翻发生率比膝内翻低，但具有完全不同的解剖结构改变。文献显示 TKA 中膝外翻所占比例小于10%。如何使膝外翻患者术后获得最佳的下肢力线和间隙平衡是一个巨大的挑战：首先，外科医生对于外侧软组织松解的手术技巧及相关解剖知识相对陌生。与内侧相比，外侧可供松解的软组织较少。其次，由于解剖关系邻近，术中损伤腓总神经的风险较高。如果患者术前长期存在膝外翻，特别是合并屈曲畸形时，术后出现腓总神经牵拉伤的风险更高。最后，膝外翻往往合并股骨和胫骨后外侧骨缺损、股骨外侧髁发育不良、股骨远端或胫骨近端的外旋畸形以及髌骨轨迹不良。因此，与膝内翻相比，膝外翻是一个完全不同的手术。本章节主要讲述 TKA 中外翻畸形的处理原则和手术技巧。

病理解剖

膝关节外翻畸形常存在外侧软组织挛缩，同时合并内侧软组织不同程度的松弛。膝外翻是常合并髂胫束（IT）、腘肌腱、后外侧关节囊和腘腓韧带挛缩（图4.1）。作者认为膝外翻时外侧副韧带（LCL）并不会发生挛缩和短缩。术者必须认识到，在膝关节屈曲和伸直的不同角度下各个软组织的紧张度，这样在手术过程中按照标准、循序渐进地进行软组织松解，以避免发生软组织不平衡和膝关节不稳定。

外侧副韧带（LCL）和腘肌腱在屈曲和伸直位都紧张，髂胫束和后外侧关节囊仅在伸直位紧张，而腘腓韧带仅在屈曲位紧张。

股骨后髁的不对称磨损或发育不良会导致股骨和胫骨外侧髁的过度磨损（图 4.2a，b）。此时在术中使用"后参考"放置股骨远端截骨模块时，可能导致股骨外髁后方过度截骨，从而引起股骨假体过度内旋和髌骨轨迹不良，术中应注意避免此种情况。如果术前存在髌骨轨迹外移、股骨外侧滑车严重磨损（图 4.2c），术中使用 AP 轴（Arima 和 Whiteside 提出）确定股骨假体的旋转角度也存在一定偏差。

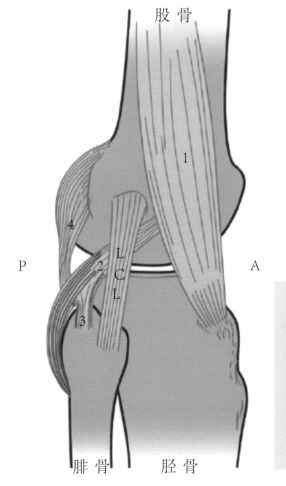

图 4.1 外翻膝行 TKA 时可能需要松解的外侧及后外侧解剖结构：1 髂胫束，2 腘肌腱，3 腘腓韧带，4 后外侧关节囊。A 前方，P 后方，LCL 外侧副韧带

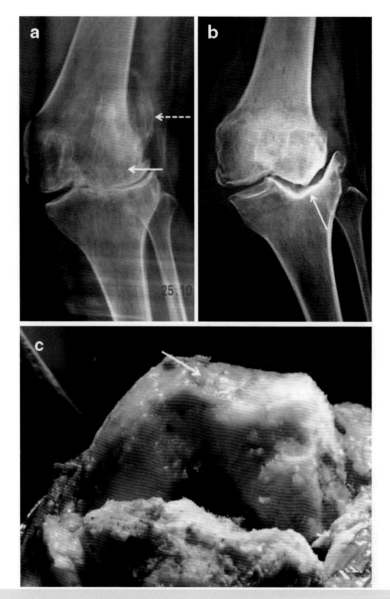

图 4.2 膝外翻常见的解剖改变：（a）膝关节站立位 X 片上可见股骨外髁发育不良以及旋转畸形（实线箭头）和髌骨轨迹外移（虚线箭头）；（b）膝关节站立位 X 片上可见外侧胫骨平台大量骨缺损，行外侧软组织松解之前切记先祛除外侧平台边缘骨赘；（c）术中可见因髌股关节退变和髌骨轨迹外移所引起的股骨滑车严重磨损。在这种情况下，应用 AP 轴线确定股骨远端的旋转截骨角度有一定的偏差

因此，在处理严重外翻畸形时，作者首选股骨内外上髁连线作为确定股骨远端旋转的标志。严重膝外翻畸形时，由于胫骨过度外翻、髌骨外侧支持带挛缩，引起 Q 角过大，髌骨轨迹外移（图 4.2a）。髂胫束挛缩牵拉导致胫骨近端外旋畸形同样也可以导致膝外翻畸形。与膝内翻类似，膝外翻也可能同时合并矢状面畸形，如屈曲畸形、过伸畸形或关节外畸形，这些都会进一步增加手术难度。大部分膝外翻患者合并足部畸形，如后足外翻（扁平足）（图 4.3）和中足弓变形。 作者曾经发现，即使完全恢复了髋－膝－踝关节（HKA）力线，足部的轴线异常也可以导致整个下肢力线的偏移，因此在 TKA 时术者需要综合考虑整个下肢力线因素，决定最合适的膝关节力线。

膝外翻畸形程度不同，其手术技巧也大不相同。Ranawat 等人根据畸形程度、内侧副韧带（MCL）松弛程度和外侧软组织需要松解的程度，将膝外翻分为三型——1 型为轻度的外翻畸形和内侧软组织松弛；2 型为明显的外翻畸形（>10°）合并骨缺损和内侧软组织松弛；3 型为严重外翻畸形和股骨缺损，合并内侧软组织袖套缺损。Ranawat 后来又在此基础之上进一步修正了此分类标准，根据：（1）外翻畸形的严重程度和可纠正性；（2）是否合并屈曲、过伸以及关节外畸形；（3）MCL 状态，而分为 6 型（表 4.1，图 4.4、4.5、4.6、4.7、4.8 和 4.9）。

1 型膝外翻大部分在麻醉下施加内翻应力能够纠正，通常仅见于伸膝位膝外翻患者（图 4.4）。2 型膝外翻在伸直和屈曲位上都存在固定外翻畸形，此型多伴有股骨外髁发育不良（图 4.5）。3 型膝外翻通常可通过手术纠正畸形（图 4.6），4 型膝外翻往往合并外侧软组织挛缩，屈膝间隙常呈梯形而非矩形（图 4.7）。5 型膝外翻往往因外翻严重合并 MCL 松弛（图 4.8）。

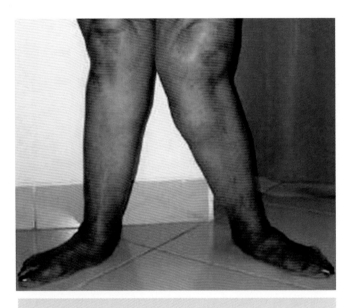

图 4.3 双侧膝外翻合并扁平足

表 4.1 膝外翻分类

1 型：可纠正的外翻，无其他合并畸形，MCL 完整

2 型：不可纠正的外翻，无其他合并畸形，MCL 完整

3 型：外翻合并过伸畸形，MCL 完整

4 型：外翻合并屈曲畸形，MCL 完整

5 型：重度外翻，MCL 功能不全

6 型：重度外翻合并关节外畸形

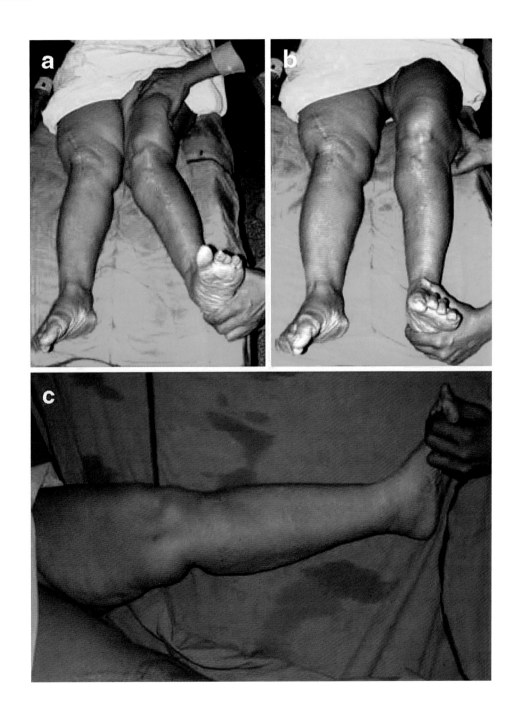

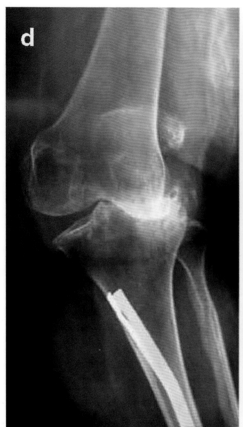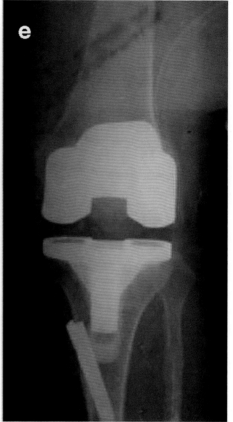

图 4.4 1 型膝外翻　（a）麻醉状态下施加外翻应力探明畸形程度。（b）麻醉状态下施加内翻应力，外翻畸形可完全纠正。（c）麻醉状态下患膝无屈曲及过伸畸形。（d）术前站立位 X 片可见外翻畸形。（e）术后站立位 X 片显示外翻畸形已纠正

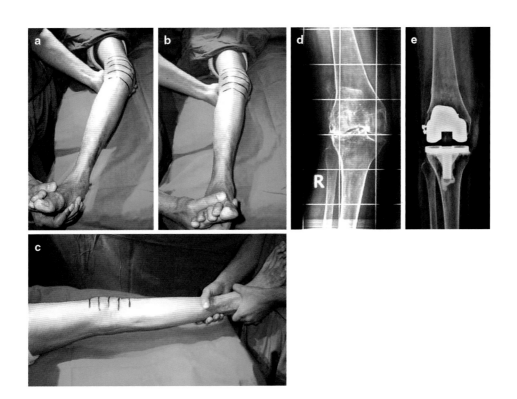

图 . 4.5 2 型膝外翻（a）麻醉状态下施加外翻应力显示畸形程度。（b）麻醉状态下施加内翻应力，外翻畸形不能完全纠正。（c）麻醉状态下患膝无屈曲及过伸畸形。(d)术前站立位X片可见外翻畸形。(e)术后站立位X片显示外翻畸形已纠正。术中采用了股骨外上髁截骨术解决患膝固定畸形

手术技巧

作者根据膝外翻畸形的类型选择手术入路（图4.10）。经典的内侧入路适合大多数外翻膝。对于合并髌骨轨迹外移的严重膝外翻病例可采用外侧入路，有利于更好地显露外侧软组织，松解髌外侧支持带，恢复正常的髌骨轨迹。此时选用内侧入路，将股四头肌向外侧牵拉会导致胫骨外旋，从而难以显露挛缩的后外侧角。同时内侧入路为纠正髌骨轨迹往往需行外侧支持带松解，这样对伸膝装置的血供产生极大的影响。当然，外侧入路也有相关的风险，首先是切口闭合困难，尤其是髌骨外下方的软组织很容易出现缺损，往往需要转移髌下脂肪垫来帮助闭合切口。其次是显露内侧间室相对困难，有时需要行胫骨结节截骨以增加显露，这容易导致骨折不愈合和伸膝装置失效。

在切除交叉韧带之后，应尽量不松解内侧软组织。任何内侧软组织松解只会增加内侧软组织松弛度从而增加内外侧软组织平衡难度。行外侧软组织松解之前，首先要去除股骨、胫骨外侧和后外侧的所有骨赘（图4.2a，b）。尽管祛除骨赘对LCL张力影响很小，但有利于减少后外侧关节囊张力。重度膝外翻时，通过外侧入路切除腓骨头，可以极大地减少LCL张力和术后腓总神经牵拉伤的发生（图4.11）。切除PCL后，首先伸膝位松解髂胫束以减轻外侧紧张。经典的方法是在Gerdy节上松解髂胫束止点。也可以在伸膝位下施加内翻应力，探明髂胫束的挛缩带后在关节线平面做多个纵行小切口。松解后外侧关节囊能够进一步减轻伸膝位外侧软组织挛缩，作者喜欢使用电烙器紧贴胫骨平台松解关节囊。

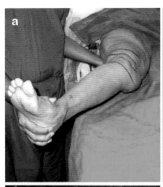
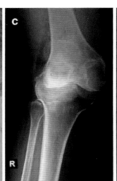
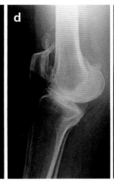
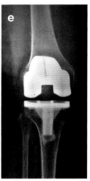
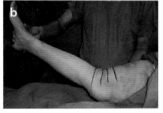

图 4.6 3 型膝外翻。（a）麻醉状态下施加外翻应力显示畸形程度。（b）麻醉状态下患膝合并过伸畸形。（c）术前站立位 X 片可见外翻畸形。（d）术前站立位 X 片可见过伸畸形。（e）术后站立位 X 片显示畸形已纠正

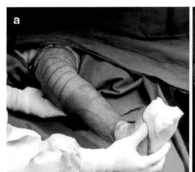
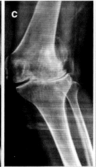
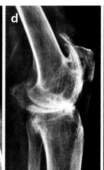
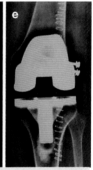
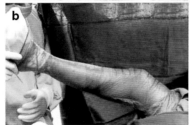

图 4.7 4 型膝外翻。（a）麻醉状态下施加外翻应力显示畸形程度。（b）麻醉状态下患膝合并屈曲畸形。（c）术前站立位 X 片可见外翻畸形。（d）术前站立位 X 片可见股骨后方巨大骨赘。（e）术后站立位 X 片显示畸形已纠正。术中采用了股骨外上髁滑移截骨术以恢复力线和内外侧软组织平衡

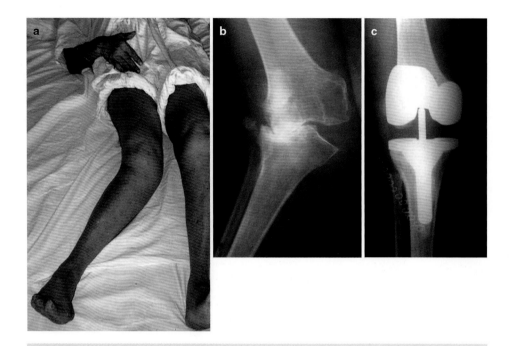

图 4.8 5 型膝外翻。（a）术前可见严重的外翻畸形。（b）术前站立位 X 片显示重度膝外翻，内侧关节间隙明显增宽，提示 MCL 松弛、功能缺失。（c）术后站立位 X 片，应用限制型假体纠正畸形，术中行腓骨头切除以减小腓总神经麻痹的风险

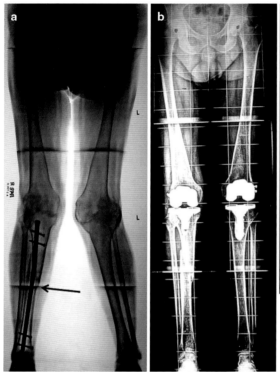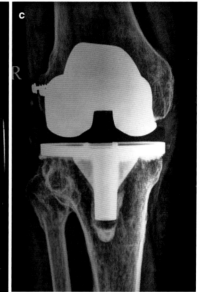

图 4.9 6 型膝外翻。（a）术前站立位全长片显示：膝外翻畸形，右侧胫骨干畸形愈合（箭头），属关节外畸形。（b）术后站立位全长片显示：下肢力线已完全纠正，髓内钉在行 TKA 之前取出，以便安装胫骨假体。（c）术后站立位膝关节 X 片显示：膝关节畸形已纠正，术中行股骨外上髁截骨术（LEO）以恢复力线并使内外侧软组织平衡

另一个方法是伸膝位时采用拉花技术进行松解。采用拉花技术时应谨记伸膝位时腓总神经距离后外侧关节囊仅 7mm~9mm，超过此距离很容易造成腓总神经损伤。

胫骨截骨及股骨远端截骨通常由内侧软组织的松弛程度决定。对于严重膝外翻或膝外翻合并过伸畸形和关节不稳时，应最小量截骨。外翻膝行股骨远端截骨时，股骨远端外翻角（VCA）应适当减小，一般设为 3 度。作者分析 503 例 TKA 发现，44 例外翻膝平均 VCA 是 5.9°±1.9°（3.5-10°）[1]。尽管外翻膝的平均 VCA 显著小于内翻膝，仍然有 70% 外翻膝的 VCA 大于 5°（图 4.12）。 由此我们发现外翻膝的 VCA 变异度过大，应该基于术前双下肢全长片，对每个患者的股骨远端截骨 VCA 进行个体化分析。

游离腘肌腱和松解腘腓韧带能够减少屈膝位外侧软组织紧张。腘腓韧带是从腘肌腱下缘向腓骨头走行的薄层组织，可以用电刀沿着膝关节后外侧角的腘肌腱下缘进行松解（图 4.13）。如果外侧软组织张力过大，可能会造成股骨外髁后方截骨过多，导致股骨假体过度内旋。因此，股骨后髁截骨之前，应充分松解外侧软组织以保证内外侧软组织平衡。

股骨前后髁截骨模块应垂直于通髁线。根据伸膝间隙适当调整股骨假体的大小和位置。最终的力线和软组织平衡要通过假体试模来确认。在完全伸直位，侧方移动超过 2mm 即为不稳定。在屈膝 90° 时，内侧移动超过 2mm、外侧移动超过 4mm 为不稳定。

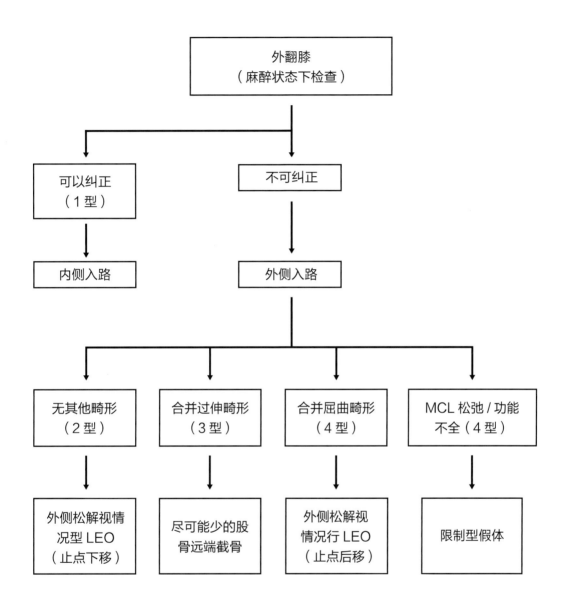

图 4.10 作者采用的 TKA 治疗外翻膝手术路径图。

LEO 股骨外上髁滑移截骨

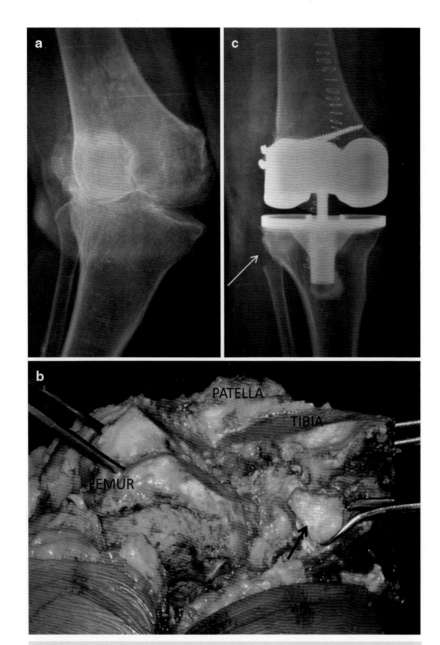

图 4.11 腓骨头切除。（a）术前站立位 X 片显示严重的膝外翻，此时腓骨头加重了 LCL 的紧张度。（b）采用外侧入路能轻松显露腓骨头（箭头），该腓骨头需要切除。（c）术后站立位 X 片显示：膝外翻得到纠正，术中行股骨外上髁滑移截骨和腓骨头切除以解除固定外翻畸形，恢复力线和内外侧软组织平衡

安装试模假体后,活动膝关节以检查髌骨轨迹。如果存在髌骨轨迹外移和倾斜,可逐步松解髌外侧支持带,直至髌骨轨迹正常且没有倾斜。极少情况下,广泛松解髌外侧支持带仍不能纠正髌骨轨迹外移,需要行髌内侧支持带重叠紧缩缝合。

重度外翻畸形
(5型和6型)

对超过15度的重度外翻畸形进行 TKA 是具有挑战性的。这种重度外翻膝往往存在内侧软组织过度松弛或外侧软组织过度紧张、外侧大量骨缺损、关节外或矢状面畸形这些情况。重度外翻膝采用外侧入路可以更好地显露和松解外侧软组织(图4.14)。与重度内翻膝类似,重度外翻膝可能合并股骨干冠状面上的过度弯曲,但外翻膝的弓形股骨角度与内翻膝相反,这可能是外翻膝 VCA 较小的原因。

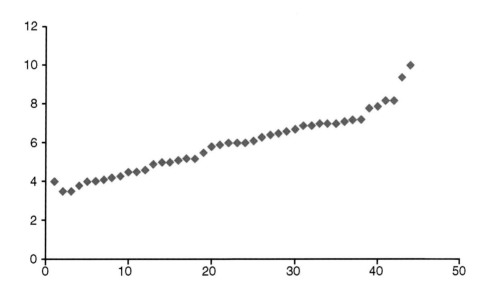

图 4.12 44 例外翻膝的外翻修正角度 (VCA) , 70% 的患者 VCA >5°

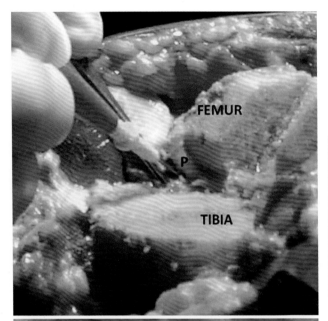

图 4.13 术中松解腘腓韧带。用弧形电刀在腘肌腱（P）下方紧贴胫骨截骨面进行松解

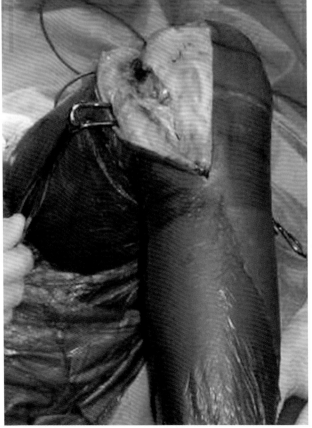

图 4.14 严重的外翻畸形采用外侧入路

因此我们需要通过术前双下肢全长片以及术中具体情况来确定股骨远端截骨角度。重度外翻膝与重度内翻膝一样，对胫骨和股骨远端应行最小量截骨，当存在韧带松弛和过伸畸形时应尤为注意此原则。

极少数情况下，充分松解外侧软组织后，仍不能完全纠正外翻畸形，或存在内外侧软组织不平衡，此时需要在计算机辅助下精确测量内外侧间隙差异、肢体畸形残留程度，外侧软组织（LCL 和腘肌腱）的长度，根据这些指标行股骨外上髁滑移截骨（图 4.15）。（图 4.16）。也可以行内侧软组织紧缩术纠正内侧过度松弛，可以在 MCL 胫骨止点处短缩或在韧带体部重叠加强缝合。但是这些方法都会影响韧带的强度和等长性。Healy 等人采用股骨内髁滑移截骨术（MEO），在 MCL 股骨止点截出骨块，此法的优点在于不会对 MCL 造成直接损伤。Healy 在所有需要截骨矫形的外翻膝中采用计算机辅助下股骨内侧髁滑移截骨（SMCO）（术式与第三章介绍的 LEO 类似，两种截骨术的详细介绍在第十一章）。当然上述方法很少使用，大部分重度外翻膝通过逐步彻底的外侧软组织松解可以得到纠正，必要时采用股骨外上髁截骨。若 MCL 严重松弛、功能缺失，导致明显的膝关节不稳，应使用限制型假体（髁间柱加高、髁间窝加深）。当然，即使采用限制型假体，仍然需要尽可能地做到软组织平衡以避免膝关节后方过度负荷造成磨损甚至骨折。

重度外翻膝合并屈膝畸形的患者，术后出现腓总神经麻痹的风险较高。这是因为外翻和屈曲畸形完全纠正后，腓总神经会受到牵拉，尽管这种损伤一般是一过性的，但会引起明显的功能障碍，影响术后康复。对于重度外翻膝合并重度屈曲畸形（≥ 20°）的患者，作者会允许残留小于 10° 的屈曲畸形，术后 48 小时内在膝关节下方垫一枕头维持屈膝位以避免神经牵拉伤。48 小时后再通过康复和牵引逐步纠正屈曲畸形。

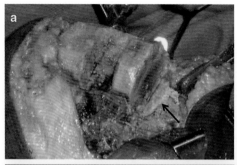

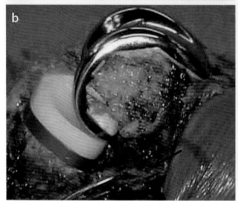
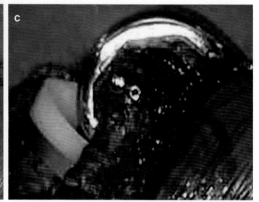

图 4.15 股骨外髁上截骨术（LEO）

（a）在股骨所有的截骨完成之后，将外侧软组织在股骨髁上的附着点骨块（箭头）截出。（b）巾钳夹持外侧股骨髁上截骨块（箭头），先安置股骨假体。（c）松质骨螺钉固定将骨块固定在合适的位置

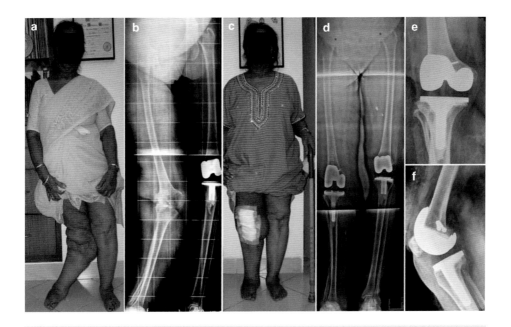

图 4.16 在计算机辅助下采用 LEO 和 TKA 治疗重度外翻膝。（a）术前大体观可见右膝严重外翻畸形。（b）术前站立位双下肢全长片可见右膝严重外翻畸形。（c）术后大体观可见右膝畸形已完全纠正。（d）术后站立位双下肢全长片可见右膝畸形已完全纠正。（e）术后 4 年的站立位正位片显示膝关节力线良好。（f）术后四年的侧位片上可见 LEO 用到的松质骨螺钉

计算机辅助技术

外翻膝 TKA 的计算机辅助技术和之前描述的内翻膝相似。计算机技术可以帮助我们精确截骨，指导软组织松解，确定下肢力线、截骨量和软组织张力。它还能通过调整股骨远端截骨的位置、股骨假体的型号和植入位置，使屈伸间隙达到完全平衡。对于那些需要行股骨外上髁截骨的患者，计算机导航技术能使我们做到精确、可控、量化的延长外侧挛缩的软组织，达到恢复力线和软组织平衡的目的。

References（参考文献）

1. Mullaji AB, Shetty GM, Kanna R, Vadapalli RC. The influence of preoperative deformity on valgus correc-tion angle: an analysis of 503 total knee arthroplasties.J Arthroplasty. 2013;28:20-7.

2. Mullaji AB, Shetty GM, Lingaraju AP, Bhayde S.Which factors increase risk of malalignment of the hip-knee-ankle axis in TKA? Clin Orthop Relat Res.2013; 471:134-41.

3. Whiteside LA. Selective ligament release in total knee arthroplasty of the knee in valgus. Clin Orthop Relat Res. 1999; 367:130-40.

4. Matsuda S, Miura H, Nagamine R, Mawatari T, Tokunaga M, Nabeyama R, Iwamoto Y. Anatomical analysis of the femoral condyle in normal and osteoarthritic knees. J Orthop Res. 2004; 22:104-9.

5. Whiteside LA, Arima J.The anteroposterior axis for femoral rotational alignment in valgus total knee arthroplasty. Clin Orthop Relat Res.1995; 321:168-72.

6. Favorito PJ, Mihalko WM, Krackow KA. Total knee arthroplasty in the valgus knee. J Am Acad Orthop Surg. 2002;10:16-24.

7. Mullaji A, Shetty GM. Persistent hindfoot val-gus causes lateral deviation of weightbearing axis after total knee arthroplasty. Clin Orthop Relat Res. 2011;469:1154-60.

8. Chandler JT, Moskal JT. Evaluation of knee and hindfoot alignment before and after total knee arthroplasty: a prospective analysis. J Arthroplasty. 2004; 19:211-6.

9. Ranawat AS, Ranawat CS, Elkus M, Rasquinha VJ, Rossi R, Babhulkar S. Total knee arthroplasty for severe valgus deformity. J Bone Joint Surg Am. 2005;87 Suppl 1:271-84.

10. Keblish PA. The lateral approach to the valgus knee.Surgical technique and analysis of 53 cases with over two-year follow-up evaluation. Clin Orthop Relat Res. 1991;271:52-62.

11. Sekiya H, Takatoku K, Takada H, Sugimoto N, Hoshino Y. Lateral approach is advantageous in total knee arthroplasty for valgus deformed knee. Eur J Orthop Surg Traumatol. 2014; 24:111-5.

12. Bruzzone M, Ranawat A, Castoldi F, Dettoni F, Rossi P, Rossi R. The risk of direct peroneal nerve injury using the Ranawat "inside-out" lateral release technique in valgus total knee arthroplasty. J Arthroplasty. 2010;25: 161-5.

13. Jia Y, Gou W, Geng L, Wang Y, Chen J. Anatomic proximity of the peroneal nerve to the posterolateral corner of the knee determined by MR imaging. Knee. 2012; 19:766-8.

14. Mullaji AB, Shetty GM. Lateral epicondylar osteotomy using computer navigation in total knee arthroplasty for rigid valgus deformities. J Arthroplasty. 2010;25:166-9.

15. Healy WL, Iorio R, Lemos DW. Medial recon-struction during total knee arthroplasty for severe valgus deformity. Clin Orthop Relat Res. 1998;356:161-9.

第五章 屈曲畸形的处理
Flexion Deformity

导言

　　膝关节骨性关节炎或类风湿性关节炎常合并关节内炎症和积液，由于疼痛和关节腔压力增高，关节呈屈曲畸形状态。股骨后方、胫骨后方和髁间窝的骨赘会增加后关节囊张力从而阻碍膝关节伸直、进一步加重屈曲畸形。随着病程的进展，将导致固定屈曲畸形，功能障碍加重。膝关节屈曲畸形导致步行能量消耗增加，步幅和速度降低，耐力下降以及不能长时间站立。屈曲畸形常并发于膝内翻或膝外翻畸形，虽然在部分病例中，相对于内外翻畸形，屈曲畸形更为严重，但单纯屈曲畸形很罕见。文献报道行 TKA 患者中约 60% 存在屈曲畸形。而 Griffin 等报道 62% 内翻膝、31% 外翻膝和 26% 无冠状面畸形的患者合并屈曲畸形。本章节主要讲述 TKA 中屈曲畸形的处理原则和手术技巧。

病理解剖

　　骨性关节炎中屈曲畸形由髁间窝骨赘引起最为常见，髁间窝骨赘可机械性阻挡膝关节完全伸直，同时后方骨赘导致后关节囊紧张从而加重屈曲畸形（图 5.1 ）。长期如此，这些骨赘导致相关软组织继发性挛缩 [后关节囊、后斜韧带、半膜肌（内翻膝）、腘腓韧带（外翻膝）] 进一步加重畸形。重度屈曲畸形时常累及腘绳肌和腓肠肌。对于炎性关节炎、神经肌肉病变、血友病、长期制动的患者，其屈曲畸形可能由单纯软组织挛缩引起，此种情况下无明显骨赘形成（图 5.2 ）。

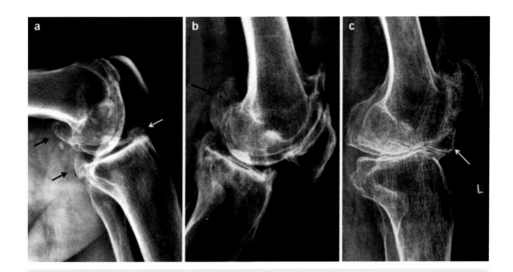

图 5.1 屈曲畸形膝关节的周边骨赘。(a)侧位片显示胫骨前方骨赘(白色箭头)及胫骨后方及股骨后方骨赘(黑色箭头),胫骨前方骨赘机械性阻挡膝关节完全伸直,后方骨赘增加后方软组织张力,因此三个部位的骨赘都可导致屈曲畸形;(b)侧位片显示股骨后方巨大骨赘(箭头所指),术中必须完全清除,如此既可以矫正屈曲畸形,也有利于膝关节恢复终末屈曲度;(c)侧位片显示膝关节周围大量骨赘,尤其是髌股关节处巨大骨赘(箭头所指)

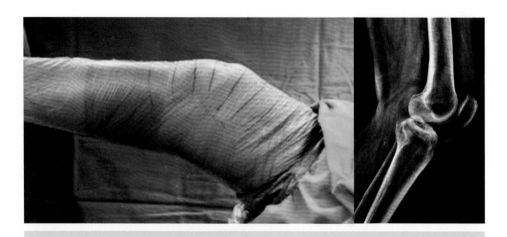

图 5.2 单纯软组织挛缩导致的屈曲畸形。（a）术前大体观显示患膝 30° 固定屈曲畸形；（b）侧位片显示膝关节周围无骨赘，该屈曲畸形由类风湿关节炎引起的软组织挛缩所致

　　长期屈曲畸形会导致胫骨平台后方骨丢失，股四头肌肌力下降，从而引起患者术后伸直滞缺。伸直滞缺在术前常被屈曲畸形所掩盖，术后关节活动度恢复后才被发觉。因此术前必须告知患者，术后可能需要积极康复来恢复关节活动度和增加股四头肌肌力。Lombardi 等将屈曲畸形按严重程度分为 3 个等级 (Table 5.1)。术中纠正屈曲畸形首先应去除所有骨赘以减轻软组织张力，这通常可纠正大部分轻中度畸形。当然，重度屈曲畸形往往需要进一步的软组织松解。

Table 5.1 屈曲挛缩畸形分级

1 级：<10°

2 级：10°－30°

3 级：>30°

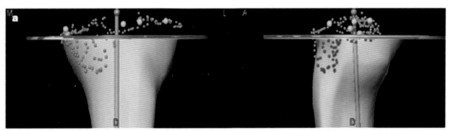

	Varus/Valgus	Resect High	Resect Low	Slope
Planned	0.0° Var	8.5 mm	2.0 mm	3.0° Post
Verified	0.5° Var	8.5 mm	2.0 mm	3.5° Post
Deviation	0.5° Var	0.0 mm	0.0 mm	0.5° Post

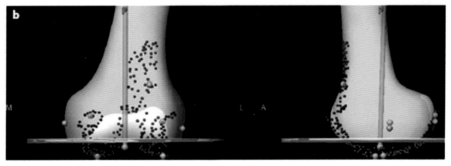

	Varus/Valgus	Resection	Flexion/Extension
Planned	0.0° Var	10.0 mm	1.5° Flex
Verified	0.5° Var	9.5 mm	1.5° Flex
Deviation	0.5° Valg	-0.5 mm	0.0° Flex

图 5.3 屈曲畸形的计算机辅助 TKA。由于屈曲畸形常引起伸直间隙小于屈曲间隙，因此应保证在胫骨近端和股骨远端足够的截骨量。（a）胫骨近端截骨厚度 8.5mm；（b）股骨远端截骨厚度 9.5mm

　　屈曲畸形患者的屈曲间隙往往明显大于伸直间隙。当合并冠状面畸形行广泛的内侧或外侧软组织松解时，这种屈伸间隙差更为显著。通过松解后方软组织能够减少屈伸间隙差。如果伸直间隙仍小于屈曲间隙，可以增加 2mm 股骨远端截骨。也可以选用大一号的股骨假体，从而弥补屈曲间隙和伸直间隙的差异。

手术技术

　　显露膝关节后先祛除所有骨赘。原则上先清除胫骨平台内外侧及股骨内侧骨赘，然后清除股骨后方骨赘。将胫骨向前方半脱位后使用弧形骨刀依次清除所有骨赘，将骨刀置于胫骨后内侧角和股骨内侧髁之间清除内侧骨赘。然后将骨刀贴着股骨内侧髁以斜向或横向角度插入髁间窝清除髁间窝骨赘。如果后方骨赘过大，可以在胫骨截骨后清除股骨后髁骨赘。股骨远端截骨前应彻底清除后方骨赘，这样可以避免股骨远端过度截骨，避免或减少软组织松解，从而减少中段屈曲不稳的发生。

　　屈曲畸形患者术中很容易出现伸直间隙小于屈曲间隙，一旦进行广泛软组织松解，该差异往往更加严重，为避免该情况应保证胫骨端足够的截骨量。作者习惯以相对正常一侧平台为参照，截除 8~10mm 胫骨近端（图 5.3）。一旦残留后方骨赘往往在评估伸膝位内外侧间隙之前，应首先确认所有的后方骨赘及游离体已完全清除，否则容易错误地认为伸直间隙过小（图 5.4）。少数情况下，彻底清除后方骨赘后仍残存屈曲畸形，此时需要进行后方软组织（后关节囊、腓肠肌内外侧头）松解。作者使用宽骨刀在股骨髁后方行骨膜下剥离，将后方软组织沿股骨附着点进行剥离（图 5.5）。在严重畸形病例中，可使用撑开器增加显露，用电刀松解后关节囊的胫骨和股骨的附着点，松解时应注意避免损伤后方血管神经。股骨远端截骨量取决于内外侧畸形程度和软组织张力。如果合并严重膝内、外翻畸形，应减少股骨远端截骨。但应保留股骨远端截骨的定位针，若伸直间隙过小可以以定位针为标志增加截骨。

　　随后评估屈曲间隙，通常发现伸直间隙比屈曲间隙小很多（图 5.6a，b）。这种差异可以通过股骨假体的大小和位置进行调整。加大假体型号、后移或轻度屈曲位植入股骨假体有利于减少屈伸间隙不平衡（图 5.6c）。如果上述措施无效，可以增加 2~3mm 股骨远端截骨。但由于股骨远端过度截骨会导致关节平面上移和中段屈曲不稳，因此应谨慎使用该方法。

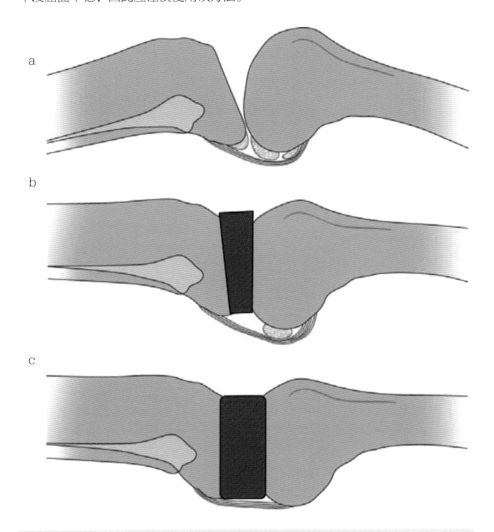

图 5.4 在膝关节置换术中后方骨赘的影响。（a）胫骨及股骨后方骨赘导致软组织张力增加，加重屈曲畸形。（b）祛除后方骨赘不完全可能导致错误低估伸直间隙，进而导致屈伸间隙不平衡。（c）完全清理后方骨赘及游离体必要时行后方软组织松解，确保准确评估伸直间隙

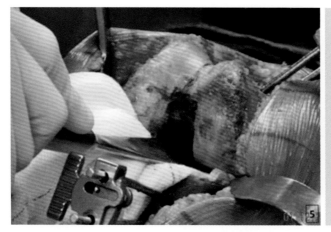

图 5.5 后方软组织松解。需要时，使用宽骨刀在股骨髁后方行骨膜下剥离，将后方软组织沿股骨附着点进行剥离。注意，该步骤最好在胫骨截骨后执行

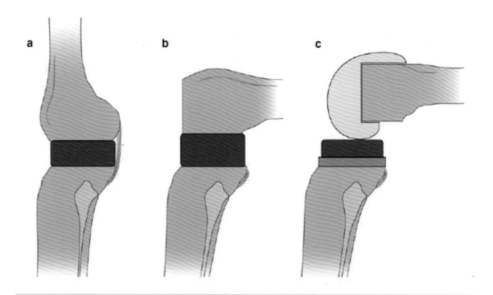

图 5.6 屈曲畸形患者 TKA 术中屈伸间隙平衡。（a）由于后方软组织紧张，伸直间隙常比屈曲间隙小，后方软组织松解和股骨远端增加 2mm 截骨可增加伸直间隙。（b）屈曲畸形患者 TKA 术中很容易出现伸直间隙小于屈曲间隙，一旦因纠正内、外翻畸形行内、外侧软组织松解，该问题往往更加严重。（c）加大假体型号、后移或轻度屈曲位植入股骨假体有利于减少屈伸间隙不平衡

长期屈曲畸形合并严重腘绳肌挛缩很少见。在膝关节伸直时可以在膝关节后内侧明显地摸到像琴弦一样的挛缩肌腱。如果置入试模假体后腘绳肌挛缩影响伸直，可在膝关节后方验紧绷肌腱做单独切口行肌腱延长术。术后处理根据手术纠正的和术后残余的屈曲挛缩畸形角度决定。术后残余屈曲畸形<5°可以进行常规的康复锻炼（图5.7）。如果术后残余5°～10°的屈曲畸形，尤其是患者术前屈曲畸形长期存在或超过15°～20°的，术后48小时应使用长腿石膏夹板保证膝关节尽量伸直。行走时可以佩戴膝关节夹板或支具持续矫正屈曲挛缩畸形。无论是否术后残留屈曲畸形，康复期间应特别注意屈曲畸形复发，一旦出现，马上使用合适的支具以加强康复锻炼。长期屈曲畸形患者往往合并股四头肌肌力减退，该并发症往往术前表现不明显，术后恢复正常活动度后才能发现，这类患者往往需要长期功能锻炼以增强股四头肌肌力。对于术前屈曲畸形大于20°的患者，术后可使用支具促进关节伸直，每天锻炼3次，每次30分钟。术后2~3周开始行走锻炼时使用电刺激来增加股四头肌肌力。

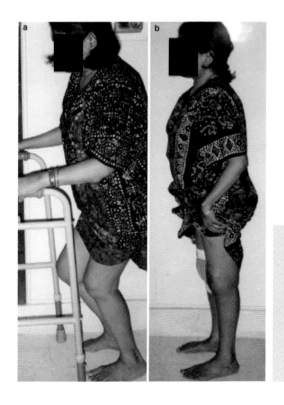

图 5.7 重度屈曲畸形。（a）术前大体观显示重度屈曲畸形。（b）术后大体观显示通过TKA及常规康复锻炼，完全纠正屈曲畸形

计算机辅助技术

计算机辅助下屈曲畸形 TKA 的基本原则与常规 TKA 一致。如前所述，股骨远端和胫骨近端需足量截骨。在评估和记录伸直间隙前，先彻底清除后方骨赘和游离体。屈曲间隙一般大于伸直间隙，严重屈曲畸形患者尤为如此。计算机软件能够模拟调整股骨远端截骨量、股骨假体的型号和植入位置对屈伸间隙的影响，从而保证最后获得完美的屈伸间隙平衡（图 5.8）。一般通过增加股骨假体型号、后移股骨假体（2~3mm）、轻度屈曲位植入股骨假体（通常 3°～ 5°）可以减小屈曲间隙，达到屈伸间隙平衡。

计算机导航可以精确测量每个膝关节的畸形和软组织不平衡程度，从而个性化截骨和调整软组织平衡。计算机导航还可以量化显示矢状面力线，确保术后不残留屈曲畸形，从而改善患者术后功能，提高患者满意度。

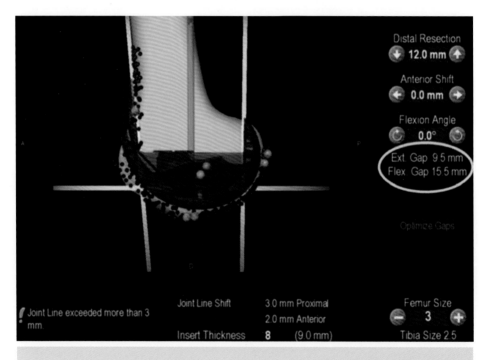

图 5.8 计算机导航能够模拟调整股骨远端截骨量、股骨假体的型号和植入位置对屈伸间隙的影响，从而保证最后获得完美的屈伸间隙平衡。注意屈曲畸形时，伸直间隙和屈曲间隙之间巨大的差异

References（参考文献）

1. Perry J, Antonelli D, Ford W. Analysis of knee-joint forces during flexed-knee stance. J Bone Joint Surg Am. 1975;57: 961-7.

2. Harato K, Nagura T, Matsumoto H, Otani T, Toyama Y, Suda Y. Knee flexion contracture will lead to mechanical overload in both limbs: a simulation study using gait analysis. Knee. 2008;15: 467-72.

3. Harato K, Nagura T, Matsumoto H, Otani T, Toyama Y, Suda Y. A gait analysis of simulated knee flexion contracture to elucidate knee-spine syndrome. Gait Posture. 2008;28: 687-92.

4. Su EP. Fixed flexion deformity and total knee arthroplasty. J Bone Joint Surg Br. 2012;94(11 Suppl A):112-5.

5. Krych AJ, Pagnano MW. Flexion contractures: get-ting it straight. Semin Arthroplasty. 2009; 20:38-9.

6. Griffin FM, Insall JN, Scuderi GR. Accuracy of soft tissue balancing in total knee arthroplasty. J Arthroplasty. 2000;15: 970-3.

7. Le ó n HO, Blanco CE, Guthrie TB, Mart í nez OJ. Intercondylar notch stenosis in degenerative arthritis of the knee. Arthroscopy. 2005;21:294-302.

8. Lombardi AJ, Mallory T, Adams J. A stepwise algo-rithmic approach to flexion contractures in total knee arthroplasty. Arch Am Acad Orthop Surg. 1997;1:1-8.

第六章 过伸畸形的处理
Hyperextension Deformity

导言

骨性关节炎合并过伸畸形并不常见，发生率低于5%。作者的经验发生率大概是3.9%（45/1150）。过伸畸形常见于合并外翻畸形或者韧带过度松弛的类风湿性关节炎、胫骨高位截骨术后以及脊髓灰质炎等神经肌肉病变。作者研究发现，78%的过伸膝合并骨性关节炎，其中58%合并内翻畸形，42%合并外翻畸形。

过伸畸形的膝关节常常合并有冠状面内、外翻畸形，胫骨异常前倾和显著的侧方不稳定，对此类关节行TKA具有极大的挑战性，要获得一个稳定的、软组织平衡的人工膝关节有较大困难，术后过伸畸形常常复发。处理该畸形的手术技巧包括后关节囊折叠紧缩、侧副韧带向近端和后方转位紧缩、使用较厚的垫片增大伸直间隙、适当减少截骨量、使用股骨远端垫块同时减小假体型号或者采用限制型假体。报道显示术中先行截骨，减少股骨和胫骨的截骨量、增加股骨后方截骨，然后再行软组织平衡，最后植入小号股骨假体，这样最终获得满意的人工关节。本章节主要讲述TKA中过伸畸形的处理原则和手术技巧。

病理解剖

在实施TKA时一定要谨记，膝关节OA合并过伸畸形有相应的软组织和骨性结构病理解剖改变。由于交叉韧带和侧副韧带功能减弱，后关节囊过度牵拉导致关节过伸畸形。这些结构变化使得膝关节的后方软组织结构发生"吊床"样改

变 (图 6.1a)，术中必须紧缩后方软组织从而纠正矢状位畸形，获得软组织平衡。外翻畸形患者由于外侧髂胫束的挛缩和止点前移，也可能造成过伸畸形。

膝关节过伸畸形时,由于后方软组织的减弱,伸直间隙会明显大于屈曲间隙(图 6.1b)。如果行标准的胫骨和股骨远端截骨，该差异会进一步加大导致严重的屈伸间隙不平衡，往往需要采用很厚的垫片来弥补过大的伸直间隙。因此，过伸畸形 TKA 的基本原则是在胫骨近端与股骨远端采用最小量截骨和严格避免松解后方软组织。骨性结构异常也是过伸畸形原因之一，例如胫骨后倾角减小，胫骨异常前倾或胫骨平台前外侧或内侧的大量骨质磨损 (图 6.2a)。既往性高位胫骨截骨术由于胫骨前方骨皮质的压缩也可能导致胫骨异常前倾 (图 6.2b)。一旦合并该种骨性结构异常，如果术者采用中立位或者前倾截骨，最终只会进一步加重过伸畸形。

过伸畸形偶尔是神经肌肉疾病造成，如脊髓灰质炎合并骨性畸形和肌肉萎缩。例如由于股四头肌肌力过弱引起患者姿势改变和步态异常，通过伸直膝关节至骨性锁定保证关节稳定性，最终导致过伸畸形。这类患者如果选用后交叉韧带替代型假体甚至部分限制型假体，术后很容易复发过伸畸形和关节不稳定导致手术效果不佳，因此术前应充分评估神经肌肉病变程度，对于病变严重者可能需要旋转铰链式关节。

手术技术

截骨量是由过伸畸形的严重程度决定的：过伸畸形越严重，截骨量越少。作者对 45 例膝关节骨性关节炎合并过伸畸形进行计算机辅助下膝关节置换术，胫骨近端和股骨远端的平均截骨厚度（相对于正常平面）约为 6.5mm 。因此，作者在截骨开始时就牢记胫骨和股骨的截骨量不超过 6mm~7mm(图 6.3)。术中注意保留截骨板上的定位针，如果间隙过窄，以定位针为标志调整模板位置可以适当增加截骨。按照间隙平衡技术的原则，软组织松解的程度取决于软组织张力计测量结果。过伸膝的软组织往往处于松弛状态，因此必须逐步针对性地松解挛缩组织。对内翻膝进行适当的内侧松解、外翻膝进行适当的外侧松解保证机械轴恢复到 180° 即可。同时一定避免松解后方关节囊。在股骨远端和胫骨近端截骨后，置入间隙模块检查伸直位内外侧软组织平衡情况和冠状位力线，评估满意后同时放入该间隙模块和股骨前后髁截骨板以评估屈曲间隙，评估满意后再根据骨性解剖轴线明确旋转力线，最后使用笔针或者飞镖确保不会出现股骨前方切迹。如果屈曲间隙等于伸直间隙，就选用与股骨前后髁截骨板型号一致的股骨假体，如果存在 1~2 毫米屈伸间隙差，只要不会导致股骨前方切迹可以适当改变假体位置。而如果屈伸间隙差过大则应调整股骨前后髁截骨板型号。平衡好屈伸间隙后完成前后髁截骨；置入试模假体在伸直位和屈曲 90° 位下再次检查下肢力线及屈伸间隙平衡。按这些基本原则处理绝大多数过伸膝可以使用后稳定型假体达到满意的效果。作者对 45 例过伸膝行 TKA，92% 使用 12.5mm 甚至更薄的垫片，仅 8% 需要 15mm 垫片 ，从未使用厚度大于 15mm 垫片或限制型假体，术后允许膝关节保留 2°～5° 屈曲挛缩。

过伸畸形的程度以及伴随的内、外翻畸形程度决定了 TKA 术中胫骨近端与股骨远端的截骨量，软组织的松解程度，股骨假体的大小以及是否需要关节外截骨。术后第一天拔除引流管后，患者即可完全负重行走和膝关节主动屈曲功能锻炼。根据过伸畸形的程度，术后 2 周病人可在膝关节后方垫枕头，这样有利于后方软组织适当挛缩。对于术前严重过伸畸形，或术中缝合皮肤后关节仍能完全伸直的患者，建议长腿支具保护下行走 2 周。没有患者需常规制动。

因此，胫骨近端和股骨远端最小量的截骨量和严格禁止后方软组织松解是处理过伸畸形的基本原则，只有这样才能避免术后畸形复发，才能获得一个满意的膝关节 (图 6.4)。

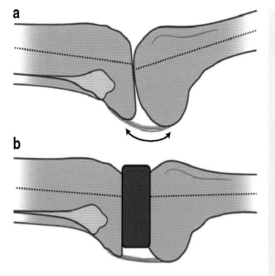

图 6.1 过伸畸形中后方软组织（尤其是后关节囊）松弛。（a）过伸畸形患者中，由于后方关节囊的过度松弛，后方软组织结果出现"吊床"样改变。（b）过伸畸形患者中，由于后方软组织松弛，膝关节的伸直间隙较屈曲间隙明显增加。一旦胫骨近端和股骨远端的截骨量过多，将导致屈曲间隙增加更为明显

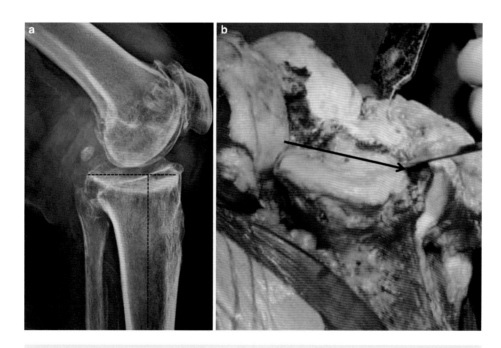

图 6.2 过伸膝的胫骨后倾角。（a）膝关节侧位片显示过伸膝的胫骨后倾角基本为 0°（虚线所示）；（b）术中显示胫骨近端明显前倾（箭头所示）。该患者为高位胫骨截骨术后的患者，胫骨近端明显前倾导致膝关节过伸畸形

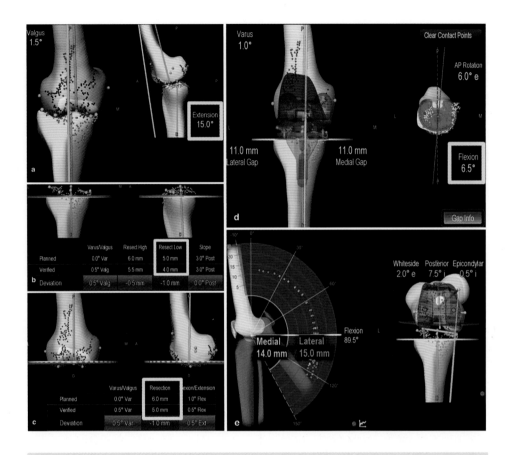

图 6.3 膝关节过伸畸形患者行 TKA 术中计算机模拟图片。（a）该患者有 1.5° 外翻畸形和 15° 过伸畸形；（b）胫骨近端截骨量被限定为 4mm；（c）股骨远端截骨量被限定为 5mm；（d）术后力线为 1° 内翻，6.5° 屈曲；（e）术中分析显示整个屈伸过程中内外侧软组织平衡

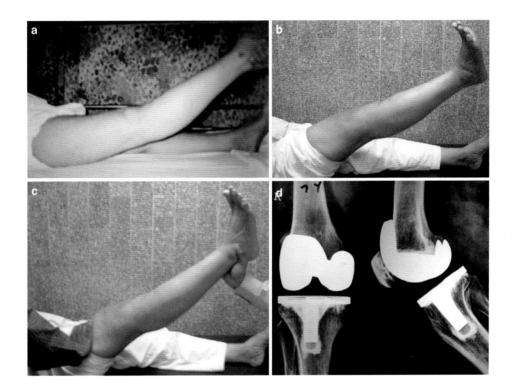

图 6.4 过伸畸形患者 TKA 术后改变。（a）术前患者有近 20° 严重过伸畸形；（b）术后 7 年随访显示在直腿抬高过程中未出现过伸畸形；（c）被动伸直中也没有出现过伸畸形；（d）该患者人工关节置换术后 7 年 X 线显示出良好的力线和牢靠的假体固定。尽管合并严重过伸畸形术中仅仅使用后稳定型膝关节假体和 12.5mm 垫片

计算机辅助技术的应用

由于传统的膝关节置换技术对截骨量、软组织松解程度、关节间隙的大小缺乏量化标准，因此手术效果难以预知。无论对于哪种畸形的膝关节置换患者，计算机导航系统可以精确评定截骨量的多少和软组织松解的程度，从而使得患者获得良好的关节力线和假体位置。计算机导航系统可以协助术者选择合适的股骨假体和安装位置，保证获得良好的屈伸平衡。不管存在何种程度的过伸畸形，计算机导航系统都可以早期发现（图6.3），并立即提醒术者调整截骨量及软组织松解程度。在计算机导航系统的帮助下，术者可以先行最小量截骨然后根据计算机测量结果进行再次截骨，这样避免了一开始过多截骨导致的灾难性后果；术者还可以对患膝力线进行微调，保证患膝在术后残留 2°~5° 屈曲畸形（图6.3）。而这一点仅靠术者的目测是很难完成，肥胖患者尤为如此。总之，利用计算机导航系统能够很好地纠正患者的过伸畸形，同时避免使用过厚的垫片。（图6.5）

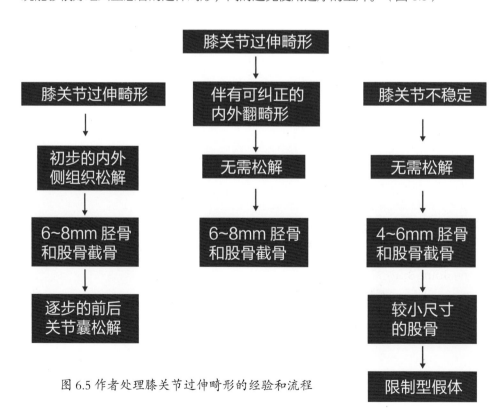

图 6.5 作者处理膝关节过伸畸形的经验和流程

References（参考文献）

1. Meding JB, Keating EM, Ritter MA, Faris PM, Berend ME. Genu recurvatum in total knee replace-ment. Clin Orthop Relat Res. 2003;416:64-7.

2. Whiteside LA, Mihalko WM. Surgical procedure for flexion contracture and recurvatum in total knee arthro-plasty. Clin Orthop Relat Res. 2002;404:189-95.

3. Mullaji A, Lingaraju AP, Shetty GM. Computer-assisted total knee replacement in patients with arthri-tis and a recurvatum deformity. J Bone Joint Surg Br.2012;94: 642-7.

4. Insall JN, Haas SB. Complications of total knee arthroplasty. In: Insall JN, Windsor RE, Scott WN, Kelly MA, Aglietti P, editors. Surgery of the knee. New York: Churchill Livingstone; 1993. p. 891-934.

5. Insall JN. Surgical techniques and instrumentation in total knee arthroplasty. In: Insall JN, Windsor RE, Scott WN, Kelly MA, Aglietti P, editors. Surgery of the knee. New York: Churchill Livingstone; 1993. p.739-804.

6. Giori NJ, Lewallen DG. Total knee arthroplasty in limbs affected by poliomyelitis. J Bone Joint Surg Am. 2002;84:1157-61.

7. Parratte S, Pagnano MW. Instability after total knee arthroplasty. J Bone Joint Surg Am. 2008;90:184-94

第七章 旋转畸形的处理
Rotational Deformity

导言

在全膝关节置换术中，股骨和胫骨假体的旋转调整是以各种骨性标志和围绕膝关节的各种轴线为参考依据的。然而，这些标志和参考轴线大多数都来自正常的膝关节。膝关节骨性关节炎时，由于明显的软骨磨损、骨量丢失、软组织挛缩以及在严重膝关节畸形中合并关节外畸形等因素，这些骨性标志和参考轴线可能变得不再准确。

膝关节骨性关节炎的内翻畸形通常与胫骨外旋增加有关。同样的，严重的关节炎和畸形与股骨髁的过度磨损有关，过度的内侧或外侧软组织挛缩，将导致股骨远端内旋或外旋。这些病理改变导致了标准的参考轴线和骨性标志发生变化，如胫骨结节，后髁角，通髁线和前后轴线。因此，如果在全膝关节置换中没有考虑旋转畸形，可能导致髌骨运动轨迹不良，步态异常，术后疼痛，功能不良和早期磨损。本章节主要讲述 TKA 中旋转畸形的处理原则和手术技巧。

病理解剖

在整个生长发育期，下肢从子宫内的内旋逐步变成外旋，直到骨骼发育成熟。Staheli 和 Engel 在对儿童胫骨扭转的研究中估计，当骨骼发育成熟时，胫骨外旋了 15 度。基于相对于膝关节屈伸轴的双髁轴的定位，在屈膝时，胫骨呈动态内旋。在行走过程中，相对于股骨中下段，站立位时，胫骨呈动态内旋，而从足趾离地到足跟着地过程中，胫骨呈轻微的动态外旋。正常人群中，白种人的胫骨外旋程度较亚洲人大。

旋转畸形是膝关节骨性关节炎的原因还是结果目前暂不清楚。Nagamine 等人在对日本受试者正常胫骨和骨性关节炎胫骨的 CT 扫描分析中认为，从小采用足内旋姿势坐在地板上的传统坐姿（榻榻米坐姿）可能导致胫骨近端发育障碍，进而导致胫骨内翻和内旋。Krackow 等人在对膝关节内侧负荷与胫骨旋转的量化关系的近期研究中报道，相比于对照组，伴有胫骨内旋的内侧 OA 患者行走时的膝关节负荷明显加大。因此，膝关节骨性关节炎患者胫骨旋转畸形的发生率和情况呈现出很大的差异，这取决于患者的种族和畸形的严重程度。

在全膝关节置换术中，可以用很多技术来确定股骨假体的旋转位置。这些技术包括使用股骨远端的骨性标志，软组织张力，屈曲间隙（间隙平衡）以及计算机导航。但是没有任何单一技术完全可靠，大多数外科医师需要联合使用两种或两种以上的技术。股骨远端骨性标志是使用的最多的，也是最主要用来确定股骨假体旋转位置的定位标志。

但是，一些研究报告指出，不仅仅在膝关节炎的患者中，即使在正常人群中，这种骨性标志也存在着广泛的变异。而且，使用某一特定的骨性标志来确定股骨假体的旋转可能是不可靠，它可能会受到膝关节炎的类型以及严重程度的影响。例如，在可能引起滑车磨损和变形的严重髌股关节关节炎病例中，前后轴线将不可靠（Whiteside's 线）。当膝关节严重磨损以及后髁骨量丢失严重时，后髁角也不可靠。因此，在这种情况下，需要使用其他的技术来确定股骨旋转。间隙平衡技术包括了在获得平衡对称的伸直间隙后，旋转股骨来获得对称的内外侧屈曲间隙。但是，所需旋转股骨的程度可能会依据股骨远端骨量丢失或者扭曲的程度，以及内外侧屈曲间隙不平衡的程度发生变化。尽管计算机导航技术已经被证明可以改善全膝关节置换术中肢体及其组件调整的准确性，但是有研究报道，在计算机辅助手术技术下的全膝关节置换术中，使用单一解剖标志造成了股骨假体旋转不良。例如，仅使用通髁线作为参考，就可能会导致过股骨假体的过度外旋。然而，将解剖学和运动学数据相结合可以提高股骨假体旋转定位的准确性。

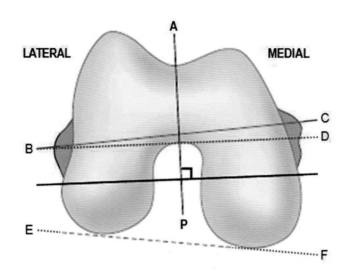

图 7.1 股骨远端骨性标志经常用于确定股骨假体的旋转。AP 线——在股骨滑车最低点做前后轴线或 Whiteside's 线，股骨假体的放置应垂直于这条线。BC 线——解剖学的髁上轴连接外上髁（B 点）和内上髁（C 点）。BC 线——临床上的髁上轴连接外上髁（B 点）和内侧沟（D 点）EF 线——后髁线与股骨内外侧后髁最高点相切

　　在胫骨侧，确定胫骨假体旋转的选项包括骨性标志，膝关节屈伸活动弧，以及根据股骨假体来定位胫骨托（自我定位法）。传统上，胫骨结节（中内 1/3 处）一直被作为一个固定的骨性标志点，以用来校对胫骨托的旋转程度。但是，与股骨远端骨性标志类似，因膝关节畸形的严重程度的不同，以及种族差异，胫骨结节也呈现出广泛的变异。Sun 等人在基于 CT 扫描的中国人膝关节骨性关节炎的研究中指出，针对伴有内外翻的膝关节炎患者，如果以胫骨结节中内 1/3 作为骨性标志，胫骨托的外旋应该加大。因此，他们的结论是，对于合并畸形的亚洲膝

关节炎患者，胫骨结节不适用作为胫骨托旋转定位的骨性标志。在针对欧洲人的类似研究中，Bonnin 等人报道发现胫骨结节存在明显的变异，而这些变异不但会导致胫骨组件的过度外旋，而且会也可能导致假体平台截骨面对胫骨托覆盖不足。

手术技术

股骨

行全膝关节置换术时，在决定股骨组件的旋转对线之前必须考虑膝关节畸形的严重程度、类型以及关节外旋转畸形的存在。Matsui 等人在对 150 例膝关节炎和 31 例正常对照的 CT 扫面研究之后指出，与正常组的旋转情况相比，内翻畸形的加重会导致股骨远端的进行性外旋增加。但是，这种显著差异只在参照通髁线（手术上或者临床上）时发生，而参照后髁轴时没有。因膝关节炎患者膝内翻小于 10 度，则股骨远端与正常膝关节无异，而如果内翻达到 20 度甚至以上，则股骨远端可能过度外旋。Matsuda 等人用 MRI 分析股骨远端发现，膝外翻组的股骨后髁线相对于股骨通髁线 11.5 度的内旋，而这个数值在正常膝关节组是 6.4 度，在膝内翻组是 6.1 度。这可能是由于膝外翻组患者的股骨外侧髁的明显变形与磨损造成的。

由于膝关节炎的骨性标志变异大，在全膝关节置换术时，作者组合多种参照技术来确定股骨假体的位置。在屈膝 90 度位置，首先采用软组织张力和内外侧间隙评估膝关节，然后根据软组织张力，在股骨远端表面标记预计的后方截骨面（平行于胫骨截骨平面）。我们使用前后轴作为初步的参考，根据估计的股骨假体大小来定位前后轴线上切割的骨块。针对股骨滑车明显磨损的病例，则采用上髁轴作为初步参考。然后术者应参考股骨远端前方骨皮质以避免皮质切割，并参考之前基于软组织张力标记的股骨远端后方截骨面。前后轴截骨块一般应平行于通髁线，并且垂直于前后轴（Whiteside's 线）。如果内外侧间隙不平衡，可以适当进行软组织松解。膝外翻可能外侧软组织过于紧张，而膝内翻的内侧软组织过于紧张。如果截骨块偏离任何参考轴线，内外侧不平衡将会十分明显。在行股骨远端前后轴截骨后，可以使用垫块评估屈曲间隙的平衡。如果屈曲间隙的内侧或者外侧太紧，则前后轴截骨块可以轻微的外旋或者内旋。

　　有些少见的情况,对于严重股骨关节外畸形并合并明显的旋转畸形的病例(图.7.2),需要行截骨矫正关节外畸形引起的旋转不良。

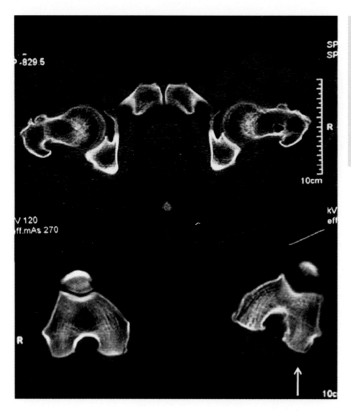

图 7.2 患者术前 CT 显示由于股骨远端骨折愈合不良引起的外旋畸形

胫骨

　　与股骨类似,胫骨的旋转随着膝关节的畸形类型和程度而变化。较大的膝内翻伴随着胫骨内旋的增大(图 7.3)。由于胫骨结节位置存在变异,可采用假体自我旋转定位技术,该技术可以减少股骨假体与胫骨托的旋转不匹配,优化胫骨平台截骨面的假体覆盖,在使用平台旋转定位技术时,还需要特别注意内外踝的位置。试模假体安装后活动关节,让胫骨试模进行自我旋转定位,以最小化股骨－胫骨旋转错配,并最大化胫骨托的胫骨表面骨性覆盖。使用自我定位技术进行胫骨试模定位之后,术者需特别注意踝关节位置。对于存在严重的胫骨旋转不良的病例(可能是关节外畸形所造成),旋转平台假体可以防止股骨－胫骨旋转错配和术后步态异常。如果只有几度的胫骨内旋，那么胫骨托也可以随之内旋同样的角度。这一点很重要，否则患者可以出现明显的内八字步态。

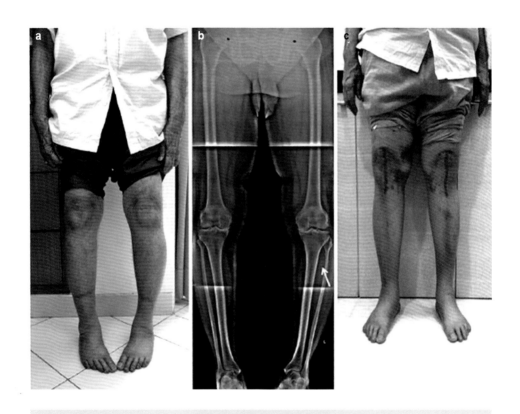

图 7.3 TKA 术前患者胫骨扭转（a）。术前图片显示双侧胫骨明显内旋（b）。同一个患者的术前双下肢站立位全长片显示明显的双侧胫骨内旋（左侧较右侧重）。注意，腓骨轮廓完整可见，胫骨与腓骨之间的间隙明显，这说明患者髌骨向前站立时，下肢明显内旋（c）。同一患者的下肢旋转对线修复术后的照片

References（参考文献）

1. Mullaji AB, Shetty GM, Lingaraju AP, Bhayde S.Which factors increase risk of malalignment of thehip-knee-ankle axis in TKA? Clin Orthop Relat Res.2013; 471:134-41.

2. Matsui Y, Kadoya Y, Uehara K, Kobayashi A,Takaoka K. Rotational deformity in varus osteoarthri-tis of the knee: analysis with computed tomography.Clin Orthop Relat Res. 2005;433:147-51.

3. Matsuda S, Miura H, Nagamine R, Mawatari T,Tokunaga M, Nabeyama R, Iwamoto Y. Anatomical analysis of the femoral condyle in normal and osteo-arthritic knees. J Orthop Res. 2004;22:104-9.

4. Nicoll D, Rowley DI. Internal rotational error of the tibial component is a major cause of pain after total knee replacement. J Bone Joint Surg Br. 2010;92:1238-44.

5. Ghosh KM, Merican AM, Iranpour F, Deehan DJ,Amis AA. The effect of femoral component rotation on the extensor retinaculum of the knee. J Orthop Res. 2010;28:1136-41.

6. Malo M, Vince KG. The unstable patella after total knee arthroplasty: etiology, prevention, and manage-ment. J Am Acad Orthop Surg. 2003;11:364-71.

7. Sternheim A, Lochab J, Drexler M, Kuzyk P, Safir O,Gross A, Backstein D. The benefit of revision knee arthroplasty for component malrotation after primary total knee replacement. Int Orthop. 2012;36:2473-8.

8. Bell SW, Young P, Drury C, Smith J, Anthony I, Jones B, Blyth M, McLean A. Component rotational align- ment in unexplained painful primary total knee arthroplasty. Knee. 2014;21:272-7.

9. Badelon O，Bensahel H，Folinais D，Lassale B.Tibiofibular torsion from the fetal period until birth.J Pediatr Orthop. 1989；9：169-73.

10. Staheli LT，Engel GM. Tibial torsion：a method of assessment and a survey of normal children. Clin Orthop Relat Res. 1972；86：183-6.

11. Iwaki H，Pinskerova V，Freeman MA. Tibiofemoral movement 1：the shapes and relative movements of the femur and tibia in the unloaded cadaver knee.J Bone Joint Surg Br. 2000；82：1189-95.

12. Davids JR，Davis RB. Tibial torsion：significance and measurement. Gait Posture. 2007；26：169-71.

13. Mullaji AB，Sharma AK，Marawar SV，Kohli AF.Tibial torsion in non-arthritic Indian adults：a com-puter tomography study of 100 limbs. Indian J Orthop.2008；42：309-13.

14. Nagamine R，Miyanishi K，Miura H，Urabe K，Matsuda S，Iwamoto Y. Medial torsion of the tibia in Japanese patients with osteoarthritis of the knee. Clin Orthop Relat Res. 2003；408：218-24.

15. Krackow KA，Mandeville DS，Rachala SR，Bayers-Thering M，Osternig LR. Torsion deformity and joint loading for medial knee osteoarthritis. Gait Posture.2011；33：625-9.

16. Scott RD. Femoral and tibial component rotation in total knee arthroplasty：methods and consequences. Bone Joint J. 2013；95-B(11 Suppl A)：140-3.

17. Siston RA，Patel JJ，Goodman SB，Delp SL，Giori NJ.The variability of femoral rotational alignment in total knee arthroplasty. J Bone Joint Surg Am. 2005；87：2276-80.

18. Mullaji AB，Sharma AK，Marawar SV，Kohli AF，Singh DP. Distal femoral rotational axes in Indian knees. J Orthop Surg (Hong Kong). 2009；17：166-9.

19. Matsuda S, Miura H, Nagamine R, Urabe K, Mawatari T, Iwamoto Y. A comparison of rotational landmarks in the distal femur and the tibial shaft. Clin Orthop Relat Res. 2003;414:183-8.

20. Yau WP, Chiu KY, Tang WM. How precise is the determination of rotational alignment of the femoral prosthesis in total knee arthroplasty: an in vivo study. J Arthroplasty. 2007;22:1042-8.

21. Moon YW, Seo JG, Lim SJ, Yang JH. Variability in femoral component rotation reference axes measured during navigation-assisted total knee arthroplasty using gap technique. J Arthroplasty. 2010;25: 238-43.

22. Luyckx T, Zambianchi F, Catani F, Bellemans J, Victor J. Coronal alignment is a predictor of the rota-tional geometry of the distal femur in the osteo-arthritic knee. Knee Surg Sports Traumatol Arthrosc.2013;21: 2331-7.

23. Lingaraj K, Bartlett J. The femoral sulcus in total knee arthroplasty. Knee Surg Sports Traumatol Arthrosc.2009;17: 499-502.

24. Poilvache PL, Insall JN, Scuderi GR, Font-Rodriguez DE. Rotational landmarks and sizing of the distal femur in total knee arthroplasty. Clin Orthop Relat Res. 1996;331: 35-46.

25. Fujii T, Kondo M, Tomari K, Kadoya Y, Tanaka Y.Posterior condylar cartilage may distort rotational alignment of the femoral component based on poste-rior condylar axis in total knee arthroplasty. Surg Radiol Anat. 2012;34:633-8.

26. Piriou P, Peronne E, Ouanezar H. Rotational align-ment of the femoral component using trochlear navi-gation during total knee arthroplasty: a dual-center study of 145 cases. J Arthroplasty. 2013;28:1107-11.

27. Siston RA, Cromie MJ, Gold GE, Goodman SB, Delp SL, Maloney WJ, Giori NJ. Averaging different align-ment axes improves femoral rotational alignment in computer-navigated total knee arthroplasty. J Bone Joint Surg Am. 2008;90:2098-104.

28. Sahin N, Atici T, Öztürk A, Özkaya G, Özkan Y, Avcu B. Accuracy of anatomical references used for rota-tional alignment of tibial component in total knee arthroplasty. Knee Surg Sports Traumatol Arthrosc.2012;20: 565-70.

29. Sun T, Lu H, Hong N, Wu J, Feng C. Bony landmarks and rotational alignment in total knee arthroplasty for Chinese osteoarthritic knees with varus or valgus deformities. J Arthroplasty. 2009;24: 427-31.

30. Howell SM, Chen J, Hull ML. Variability of the loca-tion of the tibial tubercle affects the rotational align-ment of the tibial component in kinematically aligned total knee arthroplasty. Knee Surg Sports Traumatol Arthrosc. 2013;21:2288-95.

31. Bonnin MP, Saffarini M, Mercier PE, Laurent JR, Carrillon Y. Is the anterior tibial tuberosity a reliable rotational landmark for the tibial component in total knee arthroplasty? J Arthroplasty. 2011;26: 260-7.

32. Drexler M, Dwyer T, Marmor M, Reischl N, Attar F, Cameron J. Total knee arthroplasty in patients with excessive external tibial torsion >45 ° and patella insta- bility-surgical technique and follow up. J Arthroplasty. 2013;28:614-9.

33. Berhouet J, Beaufils P, Boisrenoult P, Frasca D, Pujol N. Rotational positioning of the tibial tray in total knee arthroplasty: a CT evaluation. Orthop Traumatol Surg Res. 2011; 97:699-704.

第八章 关节外畸形的处理
Extra-Articular Deformity

序言

　　对于合并内翻或外翻的膝关节骨关节炎患者，大部分通过良好的截骨和软组织松解能够获得力线与韧带的平衡。然而，当骨关节炎合并胫骨或股骨的关节外畸形（EAD），对 TKA 的手术技术提出了挑战。这类畸形包括创伤后继发畸形愈合及不愈合，截骨术后畸形，代谢类疾病（骨软化或骨质疏松等）引发的骨弯曲，应力骨折和先天性畸形等等（图 8.1）。应力骨折虽不常见，但对于膝关节骨关节炎患者，其仍是胫骨侧 EAD 的常见原因。

　　在 TKA 术中，处理此类关节外畸形有多种方式，可以关节外畸形在手术时行关节内矫正，此时往往需要广泛软组织松解；也可以分期或一期在关节外畸形 CORA 处截骨矫形，再行关节内矫正。传统的手术方法适用于大多数病例，但对于一些特殊病例并不适合。如股骨内有金属内固定，或者弓形股骨，都会导致股骨髓内定位困难（图 8.2）。近期研究表明，对有 EAD 的膝骨关节炎患者，在 TKA 中应用计算机导航，可获得准确的截骨和软组织松解，手术效果良好。计算机导航系统通过股骨头中心点、膝关节中心点、踝关节中心点准确绘出机械轴，从而避免术中过量截骨，并可在逐步测量下进行软组织松解。另外，可根据股骨头中心点与膝关节中心点确定的机械轴，定位股骨假体。因此，股骨侧特别是股骨远端 EAD 伴有髓腔畸形和内固定物时，有指征选用计算机辅助下 TKA。本章节主要讲述 TKA 中关节外畸形的处理原则和手术技巧。

病理解剖

关节外畸形从多方面增加了 TKA 的手术难度。第一，不论股骨还是胫骨侧 EAD，都使得骨关节炎本身导致的畸形更加严重（图 8.3）。因此，术中为恢复力线，需要广泛的软组织松解，特别是在缺少骨赘和膝关节外侧韧带松弛的内翻膝（外翻膝则相反），很难达到内外侧间隙平衡。因此，对于合并 EAD 的膝关节置换，可能需要额外的处理，例如行股骨外髁或内髁滑移截骨，帮助获得良好的力线与软组织平衡。第二，EAD 患者，特别是既往有手术史的患者（如胫骨高位截骨或骨折手术），体内有内固定物，影响了传统髓内定位器的使用，所以 TKA 术前或术中需要先拆除内固定物（图 8.2）。第三，邻近膝关节的 EAD 可能造成局部骨解剖结构扭曲，术中难以获得良好的骨性标志参考，导致力线和旋转恢复困难。第四，越接近于胫骨近端，股骨远端的 EAD 通常越严重，可能需要额外的截骨矫形术。矫形术可选择与 TKA 同时，也可选择分期手术。

TKA 术中最常遇见的 EAD，为冠状面弓形股骨（图 8.3）。文献表明接受 TKA 手术的印度患者中 15% 合并弓形股骨。在其他研究人群，特别是亚洲人中也发现了类似的情况。另一种常见的股骨 EAD 原因为骨折畸形愈合，部分患者还伴有尚未拆除的内固定物。同样的，胫骨侧 EAD 常见有胫骨近端的内翻畸形，主要继发于骨关节炎、代谢性疾病、骨折畸形愈合、应力性骨折以及胫骨高位截骨术。目前将胫骨应力性骨折主要分为关节内和关节外两大类（表 8.1、图 8.4）。根据其类型不同，TKA 的手术技巧及内植物使用上可能做出相应调整。

胫骨高位截骨（HTO）术后畸形，是胫骨 EAD 中的特殊类型，在行 TKA 时有特殊的挑战性。其注意事项包括，原有手术切口、关节周围骨畸形、软组织的改变、髌骨的改变以及体内内固定物（表 8.2）。髌骨的改变包括髌骨轨迹不良和低位髌骨；关节周围骨畸形包括胫骨内侧骨缺损、股骨髁缺损、胫骨平台向内外或前后倾斜、胫骨近端向内外或前后平移或旋转畸形（图 8.5）。

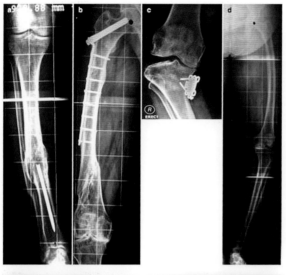

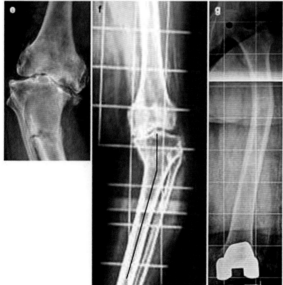

图 8.1 准备行 TKA 手术的 EAD 患者。

（a）胫骨干中段骨折后畸形，髓内钉断裂并残留；（b）股骨远端 1/3 骨折后畸形，近端 1/2 有内固定物；（c）胫骨高位截骨后近端严重 EAD，合并有内固定物（d）骨软化或骨质疏松继发严重的弓形股骨，合并膝关节畸形（e）胫骨上 1/3 应力性骨折引起局部内翻畸形（f）胫骨近端内翻（g）先天性股骨干近 1/2 弓形改变

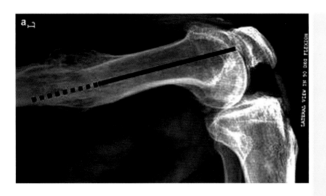

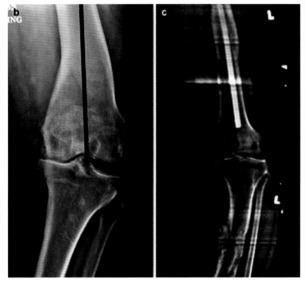

图 8.2 EAD 引起的股骨髓腔严重扭曲以及股骨内固定物的存在，使得 TKA 术中很难使用髓内定位。（a）股骨远 1/3 骨折畸形愈合，引起骨折远端过伸畸形。因髓腔扭曲变形，导致股骨髓内定位杆（黑线）偏后。（b）股骨远 1/3 骨折畸形愈合，引起骨折远端内翻畸形，导致股骨髓内定位杆（黑线）偏外。（c）可见原用于股骨干远端骨折固定的髓内钉，如果 TKA 术中准备使用髓内定位杆，则需要先拔出髓内钉

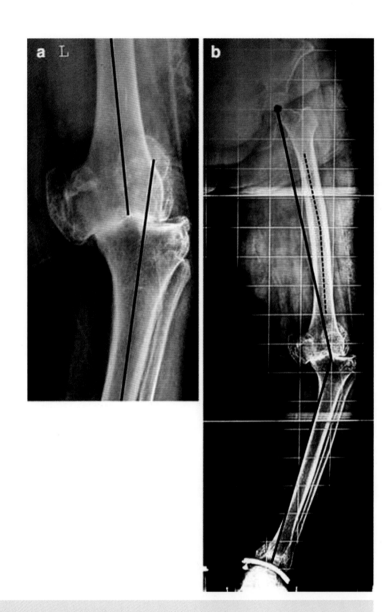

图 8.3 常见股骨侧 EAD——冠状面弓形股骨增加了患肢整体畸形。

（a）膝关节站立性前后位片显示膝关节内翻 15°（黑线）

（b）a 图患者下肢站立位全长片（髋至踝关节）显示从整体看，实际内翻达到 30°，股骨干冠状面弓形（虚线）达到 12°，增加了患肢整体畸形。如果仅看局部 X 线，则可能被忽略

表 8.1 TKA 患者胫骨应力性骨折的分类

I 类 关节内

（A）畸形愈合

（B）不愈合

II 类关节外

（A）临界骨折

（B）骨折

（C）已愈合

（D）畸形愈合

（E）不愈合

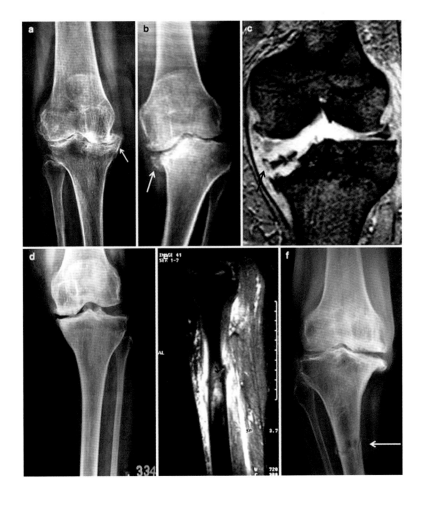

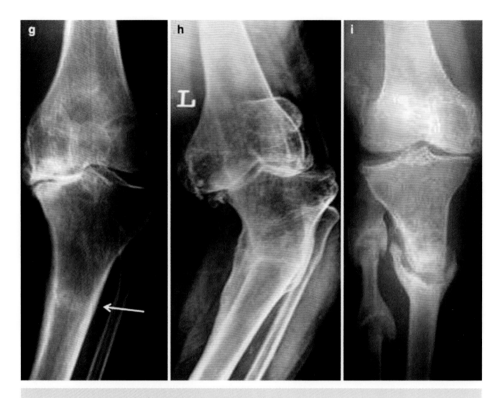

图 8.4 TKA 患者胫骨应力性骨折的类型。

（a）IA- 关节内骨折畸形愈合。

（b）IB- 关节内骨折不愈合。

（c）b 图患者 MRI 显示骨折的范围及其造成的胫骨内侧平台骨缺损。

（d）IIA- 关节外临界骨折，在 X 线上不明显，该患者在体查时胫骨近 1/3 前方有局部压痛。

（e）d 图患者 MRI 显示胫骨干近 1/3 处应力性骨折，即将发生的应力性骨折可以经临床表现诊断，并通过 MRI 加以确认。

（f）IIB- 胫骨干近 1/3 的急性关节外骨折。

（g）IIC- 胫骨干近 1/3 骨折已愈合，且未残留畸形。

（h）IID- 胫骨干近 1/3 关节外骨折畸形愈合，骨折处形成约 37° 严重内翻畸形。

（i）IIE- 胫骨干近 1/3 关节外骨折不愈合

表 8.2 对于 HTO 术后患者，TKA 术中的常见问题

既往垂直走向的皮肤切口

髌骨轨迹对合不良，髌腱周围组织纤维化，低位髌骨

局部有内固定物

胫骨骨缺损

胫骨倾斜度增加或减少

胫骨近端向内 / 外平移

胫骨近端向前 / 后平移

胫骨近端向内 / 外旋转

内外侧软组织不平衡

后方软组织过度松弛

关节外畸形

术前计划

在 TKA 术前计划时，需要一张髋到踝的下肢全长 X 线片。同时，麻醉状态下对软组织做一个精确的评估十分重要，尤其是对既往膝关节有手术史的。

股骨侧关节外畸形

在术前的下肢站立位全长片上，计划的股骨远端截骨线应垂直于股骨机械轴。如果出现以下情况：（1）EAD 靠近关节（2）冠状面弓形超过 20°（3）远端截骨面会累及位于股骨外上髁的外侧副韧带止点，则考虑附加行截骨矫形术（图 8.6）。存在明显的弓形股骨时（机械轴与股骨远端解剖轴之间角度增大），术前需测量好远端截骨的外翻角，术中要有意识相应增大外翻角度（图 8.7）。膝内翻同时合并严重的弓形股骨，骨赘不多，外侧副韧带松弛，不论内侧副韧带有无挛缩，单纯关节内矫形可能很难达到内外侧平衡和恢复力线，应考虑内侧髁滑移截骨术（图 8.8）。

胫骨侧关节外畸形

在术前的下肢站立位全长片上，出现以下情况：（1）由胫骨远端到畸形处画一条轴线，并向近端延伸，胫骨远端轴线不经过胫骨平台。（2）EAD靠近关节。（3）畸形在冠状面大于30°，则要考虑行截骨矫形术（图8.9）。既往做过HTO的患者，术前设计时在X线片上标注出胫骨近端的扭转畸形以及原有内固定物（图8.5）。做好计划，怎样分步处理这些问题。此外，应标注原HTO手术切口的位置，根据皮瓣血供情况，决定TKA的切口。

手术技术
股骨侧关节外畸形

在做关节内矫正时，其基本原则与常规TKA相同。然而，为了调整关节外畸形，需要保守的截骨和广泛的软组织松解，股骨远1/2有髓腔畸形或是有内固定物影响时，可使用短的股骨髓腔定位杆，以避免截骨位置不正。但如果畸形或内固定物导致髓腔内定位杆无法准确插入（图8.2），则必须使用髓腔外定位杆或者导航技术。软组织松解要分步、有序进行（骨膜下剥离内侧副韧带深层、后内侧关节囊和半膜肌止点）。如果充分松解后，内侧关节间隙仍然较紧（经间隙模块可测量），可做胫骨上端后内侧切除截骨，以减少内侧副韧带的张力。作者不主张松解内侧副韧带浅层和鹅足，因其可能导致内侧屈曲间隙和/或伸直间隙过大。使用较大的股骨假体可防止屈曲间隙过大。对于大多数股骨EAD患者使用上述技术进行截骨和软组织松解，可获得良好的关节间隙平衡和精确的下肢力线（图8.10）。

然而，当膝内翻合并严重弓形股骨（一般由骨质疏松或骨软化引起），且膝关节内侧缺少骨赘，并有外侧软组织松弛时，为了获得膝关节平衡及良好力线，可行股骨内髁滑移截骨（详见第十一章）（图8.11）。少数严重畸形患者，若常规行股骨远端截骨，可能伤及外侧副韧带的股骨止点，这种情况下可同时在EAD顶点行截骨矫形术。此处截骨可使用交锁髓内钉进行固定，如果畸形位于股骨远端，也可使用袖套 - 延长杆辅助固定。

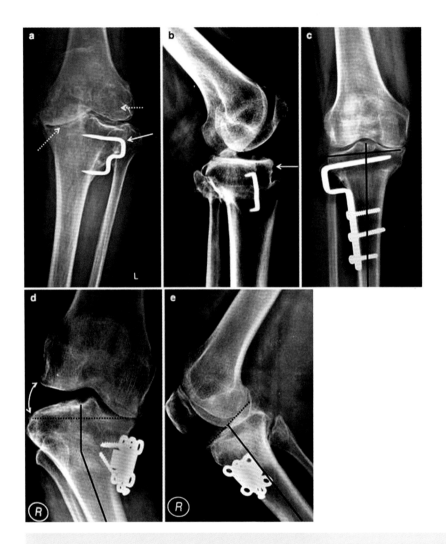

图 8.5 HTO 术后关节周围骨畸形的 X 线表现。

（a）膝关节 X 线显示胫骨内侧、股骨外髁骨缺损以及胫骨外侧平台骨质
增生。

（b）胫骨近端后移。

（c）胫骨平台冠状面倾斜，胫骨有内固定物。

（d）胫骨近端关节外严重内翻畸形，并有内固定物。外侧软组织过度松弛，
可见外侧间隙异常增大。

（e）胫骨平台反向前倾

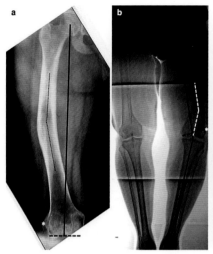
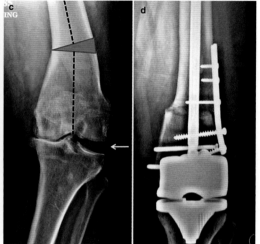

图 8.6 股骨 EAD 患者行 TKA 术前计划。

（a）术前股骨全长前后位片显示，股骨干中段骨折畸形愈合，导致 15° 关节外畸形，需要注意垂直于股骨机械轴的股骨远端预期截骨面（虚线），不会伤及外上髁的外侧副韧带附着点（星号），因此无需行截骨矫形术。

（b）术前下肢站立位全长片显示股骨远 1/3 骨折畸形愈合造成 EAD，该患者下肢畸形达到 22.5°（髋-膝-踝交角），而股骨远 1/3 畸形为 12.5°。尽管如此，股骨远端预期截骨面可能伤及股骨外上髁的外侧副韧带附着点。

（c）b 图患者的站立位膝关节前后位片显示，外侧软组织过度松弛，外侧关节间隙异常增宽，且无骨赘，该患者 EAD 较严重且邻近膝关节，术中股骨远端截骨时可能伤及外侧副韧带，外侧软组织明显松弛且无骨赘。因此需要行股骨远端外侧打开式楔形截骨矫形术，从而恢复下肢力线。

（d）患者术后 X 线片

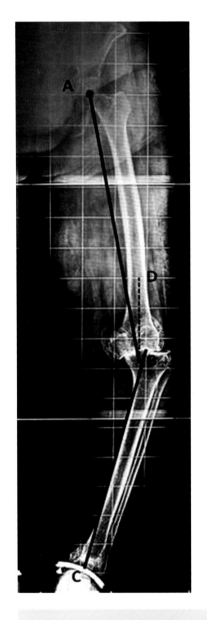

胫骨侧关节外畸形

与股骨 EAD 类似，胫骨 EAD 根据基本原则进行广泛软组织松解以及外侧滑移截骨，大多数不做截骨矫形，也能获得良好的力线和软组织平衡。但是，要把胫骨假体放在机械轴的中心很难。在使用带有扩展柄的胫骨假体时，需要找准位置，使胫骨柄不论冠状面和矢状面都处于中心位置，并且不接触骨皮质。此外，胫骨托假体也要与机械轴垂直，使胫骨柄与机械轴在同一直线上。不过，胫骨 EAD 使得其机械轴与胫骨近端的髓腔轴无法重叠（图8.12a）。所以，胫骨托要根据个体差异，选择一个冠状及矢状面均合适的位置来放置（图8.12b-e）。在术前的下肢全长片中，术者需根据胫骨机械轴及近端髓腔轴来规划胫骨假体的摆放。胫骨底座的位置取决于 EAD 的部位及严重程度。当患肢 EAD 引起机械轴内移（但仍平行于胫骨近端髓腔轴）。胫骨托的中点需外移（图 8.12b-i）。当 EAD 较严重，机械轴与胫骨近端髓腔轴成角时，胫骨假体应与机械轴对齐，且最好使用短柄假体，以减少

图 8.7 弓形股骨患者，术前在下肢站立位全长片上测量股骨远端截骨的外翻角。该患者下肢内翻畸形达 25°（ABC 角），由于股骨干弓形7°，股骨远端截骨外翻角应为 9.5°（ABD 角）。由此可见，对股骨干明显弓形畸形患者（机械轴与股骨远端解剖轴之间夹角增大），股骨远端截骨外翻角应相应增大，并在术前测量好

与骨皮质相接触的风险（图 8.12j-k）。胫骨侧 EAD 极少需要截骨矫形术，只有在畸形十分严重并贴近膝关节，胫骨远端轴线未穿过胫骨平台才考虑截骨矫形（图 8.9c）。

在胫骨侧 EAD 患者中，应力性骨折根据其类型做出不同处理。关节内骨折畸形愈合可按常规 TKA 操作。然而，愈合的关节内骨折有极少数可造成严重的胫骨内侧骨缺损，需行骨移植（可利用 TKA 术中截下的骨组织）（图 8.13a-b）或金属垫块。临界骨折以及已愈合的关节外骨折，也可按常规 TKA 操作。而急性骨折需使用胫骨延长柄来改善其稳定性，并促进骨折愈合（图 8.13c-g）。不愈合的关节外骨折需要局部清创，以及胫骨加长柄来维持骨折部位的稳定性（图 8.13h-i）。畸形愈合的关节外骨折一般可按常规 TKA 操作，只有极少数需要闭合楔形截骨以及胫骨加长柄。

胫骨高位截骨术后畸形

在 TKA 患者中，HTO 术后畸形是一种特殊类型的胫骨关节外畸形。如本书前面所述，给 TKA 手术带来了多重挑战。首先是皮肤切口问题，如果原切口是横行，那么问题不大，不会影响 TKA 的正中纵行切口（图 8.14a）。但如果原切口是纵行，尤其是靠近中线时，TKA 术中最好沿用原切口，并向两端延长。有时为取出原内固定物需要扩大暴露范围，此时，新切口应尽可能地与原切口相容，应尽可能地与原切口相容，最大程度减少对皮瓣血供的破坏（图 8.14b-c）。由于髌腱附着点周围瘢痕形成，可能导致术中视野暴露和髌骨外翻困难，此时需要松解和切除部分纤维组织，帮助伸膝装置外移，以便更好地显露胫骨平台。TKA 术前可能需要拆除原有内固定物，尤其是当它影响胫骨假体安装时（图 8.14c），可利用 TKA 切口，也可另做一小切口来完成内固定取出。HTO 术后膝关节可能合并有冠状位（内外翻）及矢状位（过伸屈曲畸形）。术中根据畸形的严重程度以及软组织平衡结构，调整胫骨截骨的厚度（严重畸形伴内外侧软组织明显不平衡的患者注意减少截骨量）。另外，既往的 HTO 可能增大或减小胫骨后倾，术前应仔细查看患膝侧位 X 线片，不要被改变后的后倾角误导。HTO 术中使用关闭楔形截骨一般会造成后倾减小，反之打开楔形截骨造成后倾增大。极少数情况下，会出现胫骨前倾，进而膝关节过伸。因此，术者在决定胫骨矢状面截骨方向时，要考虑到以上情况。

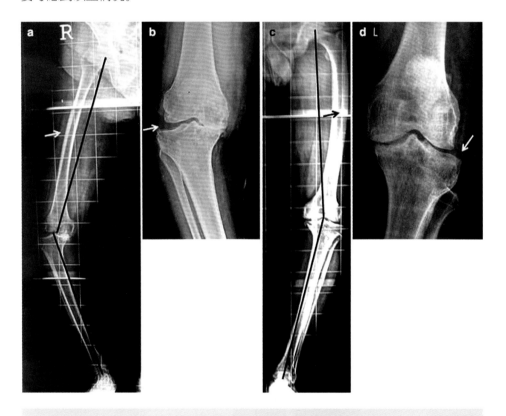

　　图8.8如图所示，冠状面弓形股骨畸形，仅行关节内矫正，难易获得良好的平衡与力线，需要做股骨内髁滑移截骨（SMCO）。

　　（a）术前下肢站立位全长片显示，膝关节内翻35°，合并弓形股骨6°（箭头）（b）a图患者术前膝关节站立位前后位片显示，外侧关节间隙明显增大，且无骨赘，说明膝关节外侧软组织异常松弛。

　　（c）另一患者术前下肢站立位全长片显示，膝关节内翻15°，合并弓形股骨11°（d）c图患者术前膝关节站立位前后位片显示，胫骨向外侧平移且无骨赘，说明外侧软组织异常松弛。该患者合并有内侧软组织结构挛缩

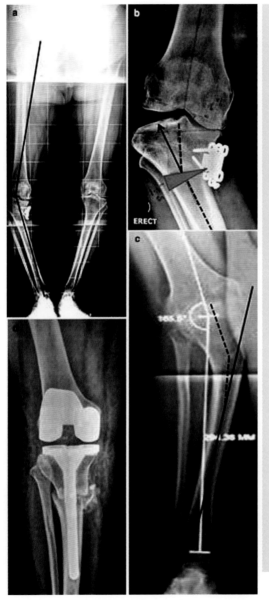

图 8.9 胫骨 EAD 患者 TKA 术前准备。

（a）术前下肢站立位全长片显示，膝关节内翻畸形25°，合并 HTO 术后胫骨近端EAD（b）a 图患者术前膝关节站立位前后位片显示，胫骨近端 EAD 内翻25°，实线代表胫骨髓腔轴的延伸。考虑到畸形较严重，并邻近膝关节，同时有显著外侧软组织松弛，缺少骨赘。为重建下肢力线，需要截骨矫形术（c）术前胫腓骨全长片显示，胫骨干近端骨折畸形愈合后，形成 EAD 达 20°（虚线）。而胫骨远端轴线向近端延伸，未通过胫骨平台（黑实线），畸形较严重并邻近膝关节。因此，也需要截骨矫形术（d）术后 X 线片

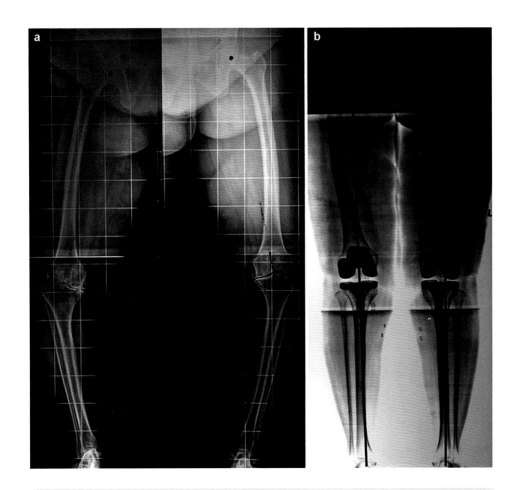

图 8.10 一例弓形股骨患者，通过软组织松解及平台外侧滑移截骨等关节内矫正，实现良好的软组织平衡和力线。说明大多数股骨 EAD，使用关节内矫正技术获得间隙平衡并精准恢复下肢力线。

（a）术前双下肢站立位全长片显示，右膝内翻 24° 合并右弓形股骨 6° 畸形，左膝内翻 23° 合并左弓形股骨 10° 畸形。

（b）术后双下肢站立位全长片显示，仅进行关节内矫正，双下肢力线恢复良好

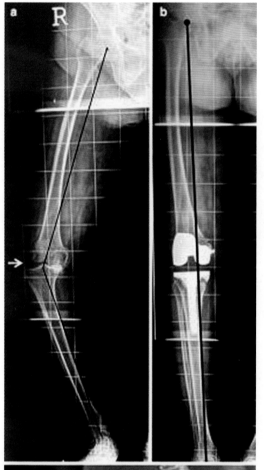

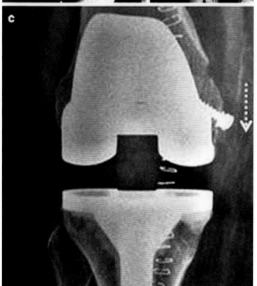

图 8.11 一例弓形股骨患者，仅通过关节内矫正无法获得满意的平衡及力线，需要股骨内髁滑移截骨术（SMCO）

（a）术前下肢站立位全长片显示，膝内翻 15° 合并弓形股骨 6° 畸形，注意患膝同时伴有外侧软组织异常松弛（箭头），内侧无骨赘（b）术后站立位全长片显示，经 SMCO 术，力线完全恢复正常（c）SMCO 部位的放大影像，内髁骨块经由松质骨螺钉固定。将内髁骨块向远端移动并固定，以增加内侧关节间隙，使内外侧间隙平衡

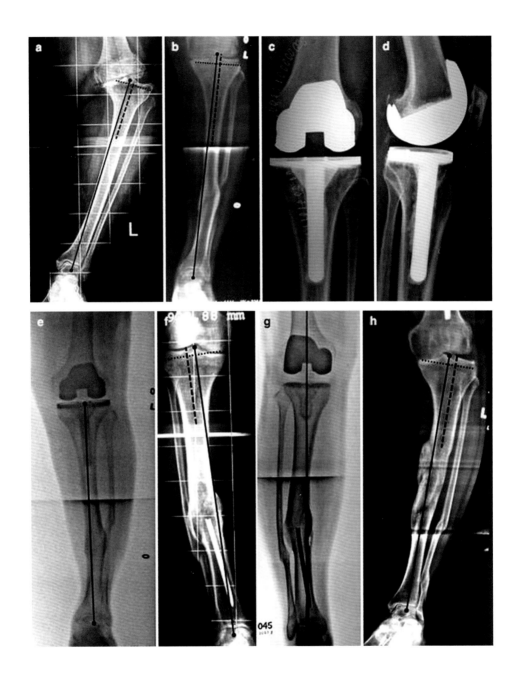

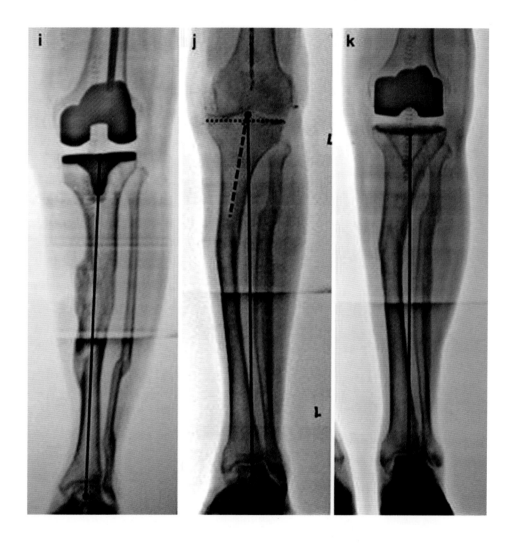

图 8.12 胫骨 EAD 患者胫骨假体的安放位置。

（a）胫骨内翻患者，胫骨近端髓腔轴（虚线）较胫骨机械轴（实线）外移。（点状线）表示胫骨平台截骨线。

（b）胫骨干远 1/2 骨折畸形愈合患者，术前胫腓骨站立位全长片显示，胫骨近端髓腔轴（虚线）较胫骨机械轴（实线）外移。（点状线）表示胫骨平台截骨线。

（c）b 图患者术后膝关节前后位片显示，胫骨假体柄位于髓腔中央，术中注意将胫骨假体与胫骨近端髓腔轴对齐。

（d）b 图患者术后膝关节侧位片显示，胫骨假体柄在矢状面同样位于髓腔中央。

（e）b 图患者术后下肢站立位全长片显示，胫骨假体与胫骨机械轴对线良好。

（f）胫骨干中段骨折畸形愈合，并有断裂髓内钉残留。术前胫腓骨站立位全长片显示，胫骨近端髓腔轴（虚线）较胫骨机械轴（实线）外移。（点状线）表示胫骨平台截骨线。

（g）f 图患者术后膝关节前后位片显示，全聚乙烯胫骨假体与胫骨机械轴对线良好（实线）。

（h）胫骨干中段骨折畸形愈合，术前胫腓骨站立位全长片显示，胫骨近端髓腔轴（虚线）较胫骨机械轴（实线）外移。（点状线）表示胫骨平台截骨线。

（i）h 图患者术后膝关节前后位片显示，胫骨假体与机械轴对线良好（实线）。

（j）胫骨干近 1/3 骨折畸形愈合患者，术前胫腓骨站立位全长片显示明显 EAD，胫骨近端髓腔轴（虚线）与胫骨机械轴成角，点状线表示胫骨平台截骨位置。

（k）j 图患者术后膝关节前后位片显示，短柄的全聚乙烯胫骨假体与机械轴对线良好。

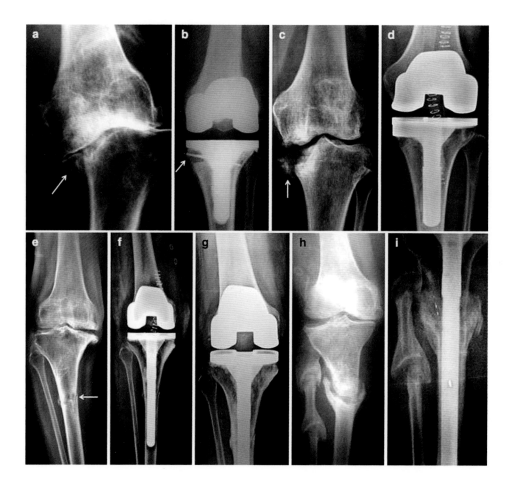

图 8.13 TKA 术中对胫骨应力性骨折的处理。

（a）术前膝关节站立位片显示，胫骨关节内骨折不愈合（箭头）。

（b）a 图患者术后膝关节站立位片显示，应力性骨折造成的胫骨内侧骨缺损经由自体骨移植并克氏针固定。胫骨假体柄使之更稳固。

（c）术前膝关节站立位片显示，胫骨关节内应力性骨折不愈合，合并胫骨平台内侧骨缺损（箭头）。

（d）c 图患者术后膝关节站立位片显示，胫骨内侧骨缺损经金属块填补并利用胫骨柄加固。

（e）术前膝关节站立位片显示，胫骨干近端关节外急性应力性骨折（箭头）。

（f）e 图患者术后膝关节站立位片显示，骨折利用胫骨假体加长柄固定。

（g）e 图患者术后 3 月 X 线显示，骨折处已愈合。

（h）术前 X 线显示，胫骨干近端关节外应力性骨折不愈合。

（i）h 图患者术后 6 月膝关节站立位片显示，骨折处已愈合。

术者应根据胫骨截骨后表面的情况，谨慎选择胫骨假体安放位置。获得良好位置的关键在于术前阅片及术中试模的使用。当胫骨近端存在内侧或外侧平移时，很难把胫骨柄放置在髓腔的中心并同时对齐胫骨机械轴。这种情况下优先保证胫骨柄与机械轴平齐。虽然无法避免其在髓腔中偏内或偏外，但可以防止胫骨柄接触骨皮质（图 8.15a-d）。如果条件允许，术者也可以使用带偏心柄的胫骨假体。当胫骨近端存在旋转畸形时，胫骨结节则无法做为胫骨假体旋转的可靠参考点，此时应以踝关节中心为参考点，结合屈伸活动时试模假体的自我旋转定位确定胫骨假体旋转中心。少数 HTO 患者截骨后存在胫骨内侧大面积骨缺损，需要通过植骨或金属垫块进行内侧重建。极少数患者截骨术后，胫骨近端发生严重 EAD，需要再次截骨矫形，才能获得良好的力线及软组织平衡（图 8.15e-f）。

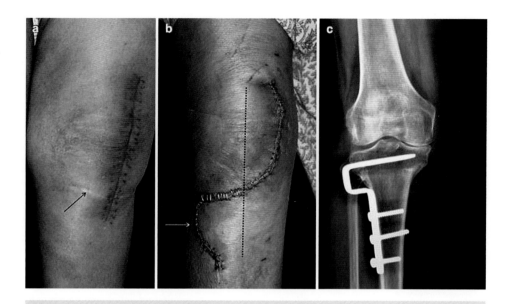

图 8.14 TKA 术中处理原 HTO 手术切口。

（a）TKA 术后 1 月，可见前次手术横行切口不影响此次 TKA 纵行切口的愈合。

（b）另一患者术后 2 周拆线时照片。前次 HTO 采用前外侧弧形切口，如随后 TKA 术中采用正中纵行切口，可能危及远端皮瓣的血供。因此，术者利用了原切口并向近端向内侧延长。

（c）b 图患者术前膝关节前后位片显示，HTO 术中使用了一块大钢板及多枚螺钉。由于 TKA 前需取出内固定，所以术者使用了原切口，并做延长。（见 b 图）

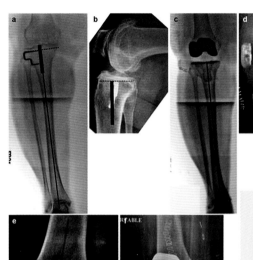

图 8.15 既往有 HTO 手术史的 TKA 患者。

（a）术前站立位胫骨全长片显示，外侧关闭型截骨并使用 U 形钉固定。如果要与胫骨机械轴（细实线）对齐，胫骨柄（短粗线）则向外移，贴近胫骨外侧皮质。虚线为胫骨托预期安装位置。

（b）术前膝关节侧位片显示，根据胫骨近端髓腔轴，计划安放胫骨托（点状线）及胫骨柄（粗实线）的位置。

（c）a 图患者术前站立位胫骨全长片显示，胫骨假体与胫骨机械轴对线良好（细实线），如术前所预测，胫骨柄偏外，且贴近外侧皮质。

（d）术后膝关节侧位片显示，矢状位胫骨托与胫骨柄的最终位置。

（e）胫骨近端严重 EAD，内翻达到 25° 并有内固定物。由于畸形严重并邻近膝关节，外侧软组织异常松弛且无骨赘，为恢复力线需要行截骨矫形术。

（f）e 图患者术后膝关节站立位片显示，截骨矫形术后（箭头），胫骨假体的最终安放位置。

　　既往 HTO 是否会造成显著软组织不平衡，主要取决于膝关节是否存在过度矫正（外翻）或矫正不足（内翻），以及胫骨倾斜度的改变情况。过度矫正将引起内侧软组织结构拉伸，同时进一步拉伸外侧软组织结构（外侧软组织因 HTO 术前的内侧骨关节炎已经被拉伸）。因此，过度矫正的膝关节将同时存在内外侧明显松弛，导致伸直间隙增大。与此类似，胫骨前倾将引起膝关节过伸、后方软组织结构松弛以及伸直间隙增大。以上两种情况都要求术者不论在股骨远端还是胫骨近端，尽可能减少截骨量，也可能需要使用加厚胫骨垫片甚至限制性假体。此外，胫骨内侧骨缺损及截骨也使得屈曲和伸直间隙增大。此时，应增大股骨假体型号，使屈曲与伸直间隙达到平衡。

　　TKA 术中仅行关节内矫正的患者，术后 6 小时即可开始常规康复训练，包括床旁膝关节活动度训练、股四头肌肌力训练，以及使用助步器下床活动。术中行股骨外上髁或内髁滑移截骨术的患者，术后患肢可完全负重，但患膝须佩戴支具，完全限制膝关节活动 2 周。2 周后每天可拆下支具 3~4 次，锻炼膝关节屈伸活动，注意动作要轻柔。4 周后可完全拆除支具，恢复膝关节正常活动。TKA 术中同期行截骨矫形的患者，术后第 2 天开始膝关节活动，并可佩戴支具部分负重行走。如果 4-6 周后复查 X 线显示愈合进度良好，可带支具扶拐杖完全负重。3 月后，如果复查 X 线显示完全愈合，可拆除支具，脱离拐杖活动。

计算机辅助技术

导航系统用在定位过程中捕捉到的特定点（髋关节、膝关节和踝关节的中心点）来确定股骨、胫骨和下肢机械轴。因此，导航可以决定机械轴和假体的位置，而不需要考虑任何股骨、胫骨 EAD 或内固定物的存在。相反，传统的 TKA 要求使用力线装置（股骨髓内定位）来确定假体位置和下肢力线。如果股骨髓腔变形，同时合并有内固定物存在，往往需要使用髓外定位、拆除内固定物或行截骨矫形术来纠正畸形。因此，与传统技术相比较，在严重的 EAD 尤其是有内固定物阻挡的情况下进行 TKA 时，计算机导航是一种更好的选择。

正如之前所述，对于严重的 EAD，进行 TKA 的同时可能需要行截骨术（股骨外上髁、内髁滑移截骨术或截骨矫形术）。用传统的测量方法决定所需的校正量或者内侧髁、外上髁截骨量，是不够精确不可靠的。导航有助于准确地测量畸形角度和间隙失衡量，从而帮助术者精确地获得所需的校正量，以获得良好的力线及间隙平衡。所以在 TKA 术中行截骨术时，导航是一种更为精确和量化的方法。不过，尝试在 TKA 术中使用计算机辅助截骨之前，术者必须熟练掌握导航系统。

References（参考文献）

1. Mullaji A, Shetty GM. Computer-assisted total knee arthroplasty for arthritis with extra-articular defor-mity. J Arthroplasty. 2009;24:1164-9.

2. Mullaji A, Shetty G. Total knee arthroplasty for arthritic knees with tibiofibular stress fractures classification and treatment guidelines. J Arthroplasty. 2010;25:295-301.

3. Wang JW, Wang CJ. Total knee arthroplasty for arthri- tis of the knee with extra-articular deformity. J Bone Joint Surg Am. 2002;84: 1769-74.

4. Fehring TK, Mason JB, Moskal J, Pollock DC, Mann J, Williams VJ. When computer-assisted knee replace-ment is the best alternative. Clin Orthop Relat Res.2006; 452: 132-6.

5. Chou WY, Ko JY, Wang CJ, Wang FS, Wu RW, Wong T. Navigation-assisted total knee arthroplasty for a knee with malunion of the distal femur. J Arthroplasty.2008;23: 1239. e13-9.

6. Klein GR, Austin MS, Smith EB, Hozack WJ. Total knee arthroplasty using computer-assisted navigation in patients with deformities of the femur and tibia. J Arthroplasty. 2006;21:284-8.

7. Bottros J, Klika AK, Lee HH, Polousky J, Barsoum WK. The use of navigation in total knee arthroplasty for patients with extra-articular deformity. J Arthroplasty. 2008;23:74-8.

8. Kim KI, Ramteke AA, Bae DK. Navigation-assisted minimal invasive total knee arthroplasty in patients with extra-articular femoral deformity. J Arthroplasty. 2009;25: 658.e17-22.

9. Mullaji AB, Shetty GM. Lateral epicondylar osteot-omy using computer navigation in total knee arthro-plasty for rigid valgus

deformities. J Arthroplasty.2010;25: 166-9.

10. Mullaji AB, Shetty GM. Surgical technique:computer-assisted sliding medial condylar osteotomy to achieve gap balance in varus knees during TKA. Clin Orthop Relat Res. 2013;471:1484-91.

11. Mullaji AB, Marawar SV, Mittal V. A comparison of coronal plane axial femoral relationships in Asian patients with varus osteoarthritic knees and healthy knees. J Arthroplasty. 2009;24:861-7.

12. Bonnin M, Zayni R. Total knee arthroplasty after failed high tibial osteotomy. In: Bonnin M, Amendola NA, Bellemans J, MacDonald SJ, Menetrey J, editors. The knee joint. Paris: Springer; 2012.p. 923-32.

13. Madan S, Ranjith RK, Fiddian NJ. Total knee replace-ment following high tibial osteotomy. Bull Hosp Jt Dis. 2002-2003;61: 5-10.

14. Mullaji AB, Shetty GM, Kanna R, Vadapalli RC. The influence of preoperative deformity on valgus correc-tion angle: an analysis of 503 total knee arthroplasties.J Arthroplasty. 2013;28: 20-7.

15. Mullaji A, Kanna R, Marawar S, Kohli A, Sharma A.Comparison of limb and component alignment using computer- assisted navigation versus image intensifier-guided conventional total knee arthroplasty: a pro-spective, randomized, single-surgeon study of 467 knees. J Arthroplasty. 2007;22:953-9.

16. Mullaji AB, Padmanabhan V, Jindal G. Total knee arthroplasty for profound varus deformity: technique and radiological results in 173 knees with varus of more than 20 degrees. J Arthroplasty. 2005;20: 550-61.

17. Mullaji AB, Shetty GM. Correction of varus defor-mity during TKA with reduction osteotomy. Clin Orthop Relat Res. 2014;472:126-32.

18. Mason JB, Fehring TK. Management of extra-articular deformity in total knee arthroplasty with navigation. In: Scott WN, editor. Insall & scott

sur-gery of the knee. Philadelphia: Elsevier Churchill Livingstone; 2012. p. 1234.

第九章 僵硬膝的处理
The Stiff Knee

序言

活动度小于 50° 的膝关节称为僵硬膝。最常见的病因是膝关节骨性关节炎和类风湿性关节炎，而由于创伤、手术、感染、强直性脊柱炎、银屑病关节炎和血友病性关节病造成的原因少见。

对僵硬膝进行膝关节表面置换术，不仅困难，而且风险高。为了达到充分的暴露，常需股四头肌切断和胫骨结节截骨。而且，僵硬的软组织和骨质疏松使这类膝关节容易在术中出现软组织撕裂和骨折。僵硬膝关节表面置换术除了手术入路的选择困难，膝关节内和周围软组织严重改变使其松解和平衡更具挑战。除了关节内大量的纤维样组织，其他重要的软组织如股四头肌、交叉韧带、侧副韧带和关节囊也会疤痕化和萎缩。因此，维持膝关节稳定性的这些组织往往难以评估。

膝关节表面置换术能明显改善僵硬膝关节的活动范围和功能，细致的手术技巧和术后积极的康复训练是改善僵硬膝关节术后功能的关键。本章节主要讲述TKA 中对膝关节僵硬的处理原则和手术技巧。

病理解剖

关节炎导致的膝关节僵硬行 TKA 手术，主要是由于关节内和关节周围软组织粘连。以前有过创伤、手术和感染病史的，则这种改变更明显。在骨性关节炎和类风湿性关节炎病人中，大量的骨赘和相应的骨骼畸形对膝关节活动产生机械性作用，这进一步加重膝关节的僵硬程度。髌上囊与股四头肌的粘连伴有严重的髌股关节炎（图 9.1）是限制屈曲的主要原因。后方关节囊的挛缩和大量的骨赘限制膝关节的伸直（图 9.1）。内外侧膝关节间室、后侧间室、髌上囊及周围软组织结构如交叉韧带、侧副韧带、股四头肌腱及屈肌腱的纤维化能严重限制的膝关节活动范围。

非麻醉状态下由于疼痛和反应性肌肉挛缩，往往无法准确检查膝关节情况，因此需要麻醉下再次行膝关节体格检查，确认冠状面上的畸形类型（内翻或外翻）和程度（图 9.2），同时确认膝关节真实活动范围。术中显露膝关节时注意清除纤维样组织、交叉韧带和骨赘后往往能使关节活动度得以改善，此时再评估内外侧软组织平衡情况更为准确。关键是谨慎和耐心的松解所有的挛缩纤维组织和切除所有的骨赘。大多数情况下，外科医生在充分暴露膝关节的同时能够很大程度上矫正屈曲畸形及伸直受限。

对膝关节僵硬患者需要详细了解他们的期望和告知可能出现的结果。告知患者可能无法获得像其他普通患者那样优异的屈曲度，还必须强调患者术后需要大量的康复治疗以维持和改善手术获得的活动度。

手术技巧

伸膝装置的僵直会给关节的充分显露带来极大的困难。内侧髌旁入路切开后应伸直膝关节（图 9.3）。清除所有髌内侧和股骨前内侧的骨赘。彻底清除滑膜、髌下脂肪垫、内侧髌股韧带、髌上囊和内侧间室内的纤维组织（所有与股四头肌相连的纤维带），电凝松解附着在胫骨前内侧的关节囊。一根克氏针插入髌腱在胫骨结节附着处，防止在屈曲膝关节时无意中撕开髌韧带。

术中初步松解髌外侧支持带往往能够使髌骨获得足够的活动度，手术中不一定要翻转髌骨，只要有足够的外侧移位即达到术中显露要求。用 Hohmann 拉钩放在胫骨的外侧维持髌骨外侧半脱位，逐步轻柔的屈曲膝关节。用窄骨刀清除髁间窝内骨赘、切除交叉韧带和内侧半月板。清除股骨髁外侧和胫骨平台内侧的骨赘。用电凝进行初步的软组织松解（内侧副韧带深层、后内侧关节囊和半膜肌）以使胫骨前脱位。胫骨前移时切除外侧半月板。后方大块的骨赘有时会机械性阻止胫骨前移（图 9.4）。此时可用薄而小的骨刀插入膝关节间隙，向前撬拨脱位胫骨，胫骨截骨后能更好的清除后方残留的骨赘。所有这些步骤能更好的增加膝关节屈曲度、暴露胫骨平台以利于截骨。如果清除骨赘后仍然存在屈曲畸形，可以通过松解后方附着在股骨后髁的关节囊。然后按常规方法矫正膝关节畸形及韧带和间隙的平衡（图 9.5）。

作者从不使用股四头肌 V-Y 成形术或股四头肌翻转以增加显露，偶尔行股四头肌斜行切断或胫骨结节截骨术（TTO）。但作者采用改良的保守胫骨结节截骨，用锋利的骨刀截取与髌韧带相连的薄层骨质，保留远端及外侧伸膝装置完整（参考第十一章），使用该技术不需要额外固定骨块，在修复关节囊的同时就可以固定与髌腱相连的骨块。

在僵硬膝的手术中，恰当使用股四头肌成形能够更大程度的获得膝关节屈曲度。自髌骨上极分离股中间肌肌膜 3-5cm，切除大约 2cm。然后轻轻屈曲膝关节，检查屈曲改善程度。如果仍不满意，则可以使用 11 号刀片在股直肌肌腱上进行多个横向穿刺进行拉花样松解，小心地逐步增加屈曲度直到满意。

术后，积极的物理治疗有助于维持和提高膝关节活动范围。术后安放 90°的前后夹板，然后转运至病房。第二天早上再拆除，接下来的 48 小时患肢放在 CPM 上开始进行功能锻炼。口服肌肉松弛药和消炎镇痛药物以防止患者肌肉痉挛和疼痛。48 小时后开始进行股四头肌训练、电刺激、主动弯曲、伸直训练和完全负重行走。随后的康复过程中鼓励患者骑静息自行车和游泳。

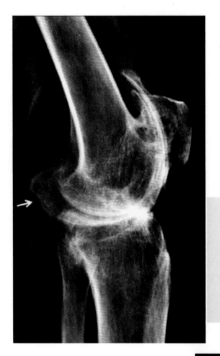

图 9.1 术前 X 线检查显示限制膝关节屈曲的严重髌股关节炎和限制膝关节伸直的股骨后方大块的骨赘（箭头）

图 9.2 麻醉状态下检查膝关节冠状面畸形和僵硬度。（a）膝关节外翻应力时内侧松弛。（b）膝关节内翻应力时外侧松弛。（c）最大屈曲度。（d）最大伸直度

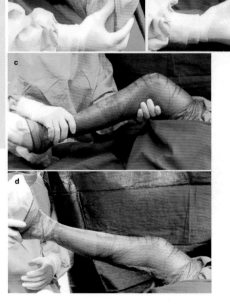

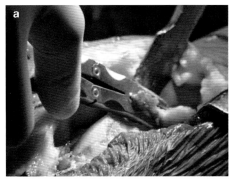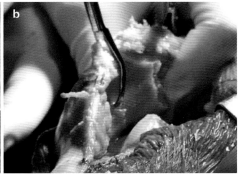

图 9.3 术中照片显示僵硬膝伸直的处理。（a）用咬骨钳和骨刀清除髌旁和股骨前内侧骨赘。（b）用巾钳轻轻提起髌骨松解髌骨外侧支持带

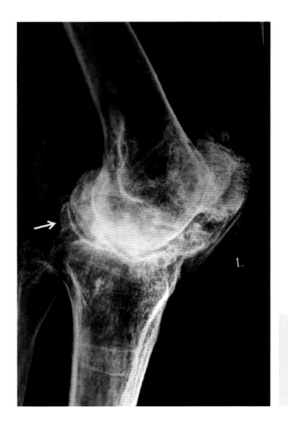

图 9.4 术前 X 片显示胫骨后方大块骨赘（箭头）阻碍胫骨前脱位

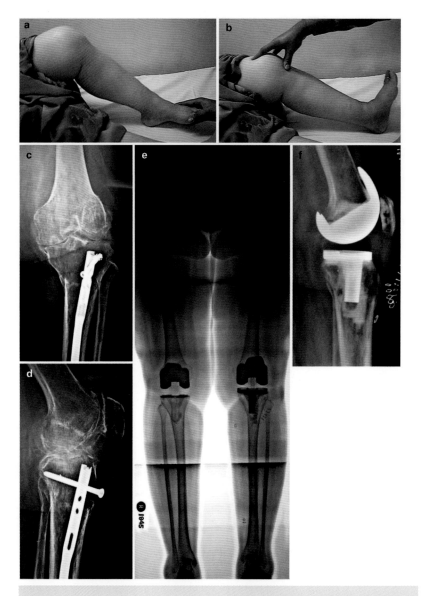

　　图 9.5 交叉韧带替代型假体治疗僵硬膝关节。（a）术前临床照片显示最大屈曲度。（b）术前临床照片显示最大伸直度。（c）术前站立位 X 片显示胫骨髓内钉。（d）膝关节侧位 X 片。（e）交叉韧带替代型假体置换术后下肢全长片显示下肢机械轴线完全恢复。注意：在安装胫骨假体前必须祛除胫骨髓内钉。（f）术后膝关节侧位 X 片

References（参考文献）

1. Aglietti P，Windsor RE，Buzzi R，Insall JN.Arthroplasty for the stiff or ankylosed knee.J Arthroplasty. 1989；4：1-5.

2. Rajgopal A，Ahuja N，Dolai B. Total knee arthro-plasty in stiff and ankylosed knees. J Arthroplasty.2005；20：585-90.

3. Bhan S，Malhotra R，Kiran EK. Comparison of total knee arthroplasty in stiff and ankylosed knees. Clin Orthop Relat Res. 2006；451：87-95.

4. Massin P，Lautridou C，Cappelli M，Petit A，Odri G，Ducellier F，Sabatier C，Hulet C，Canciani JP，Letenneur J，Burdin P，Soci é t é d'Orthop é die de l'Ouest. Total knee arthroplasty with limitations of flexion. Orthop Traumatol Surg Res. 2009；95(4 Suppl 1)：S1-6.

5. Su EP，Su SL，Della Valle AG. The stiff knee – expo-sure and management. Tech Orthop. 2011；26：105-10.

6. Argenson JN，Vinel H，Aubaniac JM. Total knee arthroplasty for the stiff knee. In：Bonnin M，Chambat P, editors. Osteoarthritis of the knee – surgical treat-ment. Paris：Springer；2008. p. 315-21.

7. Barrack R. Surgical exposure of the stiff knee. Acta Orthop Scand. 2000；71：85-9.

8. Bae DK，Yoon KH，Kim HS，Song SJ. Total knee arthroplasty in stiff knees after previous infection.J Bone Joint Surg Br. 2005；87：333-6.

9. Fosco M，Filanti M，Amendola L，Savarino LM，Tigani D. Total knee arthroplasty in stiff knee com-pared with flexible knees. Musculoskelet Surg.2011；95：7-12.

10. Hsu CH，Lin PC，Chen WS，Wang JW. Total knee arthroplasty in patients with stiff knees. J Arthroplasty.2012；27：286- 92.

第十章 不稳定膝的处理
The Unstable Knee

序言

在全膝关节置换术中，过度软组织松弛常见于严重畸形骨关节炎患者，多为单向或者双向，如内翻畸形的外侧松弛或外翻畸形的内侧松弛，伴或不伴随相应的后关节囊松弛（过伸畸形），也可能会存在多方向松弛伴随明显的内侧、外侧，后方软组织松弛和严重的骨质疏松。严重的关节不稳在骨关节炎和类风湿关节炎少见，常继发于神经肌肉疾病（脊髓灰质炎、脊髓神经病变）和韧带功能不全者。

对于韧带松弛患者，外科医生难以通过韧带替代设计假体达到最佳的软组织平衡，一旦合并后方软组织松弛以及过伸畸形，术中处理将更加困难。不稳定膝并不常见，一旦发生可能需要使用限制型或铰链式假体来达到软组织平衡。本章节主要讲述 TKA 中对不稳定膝关节的处理原则和手术技巧。

病理解剖

严重的膝关节炎畸形常伴随明显的胫、股骨磨损以及周围韧带和软组织的相关改变。内翻畸形中，内侧胫骨和股骨的骨磨损、周围炎症和骨赘逐渐引起肢体短缩以及内侧软组织的僵硬。患者在膝内翻状态下的行走会导致外侧软组织结构的拉伸。严重的内翻畸形往往呈现出内侧软组织挛缩和外侧软组织松弛。而在外翻畸形中，则呈现相反地趋势。如果还存在膝关节过伸或者屈曲畸形，那么可能存在关节后方软组织挛缩或者松弛，这种复杂情况导致内外间隙、前后间隙出现不平衡。

尽管大多数关节炎患者进行膝关节置换可以采用标准入路切口，逐层软组织松解以及膝韧带替代设计假体（后稳定型假体）来处理，但是对存在严重松弛和不稳定膝应该区别对待，根据情况选用限制型或铰链式假体。

作者基于以往经验将不稳定膝分为三型（表 10.1）：Ⅰ型：严重的冠状面松弛（内侧或外侧）；Ⅱ型：严重的冠状面松弛（内侧或外侧）和矢状面（后方）松弛；Ⅲ型：多方向（内侧，外侧和后方）松弛。Ⅰ型不稳定（图 10.1）：内翻畸形往往存在外侧软组织松弛，外翻畸形往往存在内侧软组织松弛，术中如何达到内外侧间隙平衡极具挑战。Ⅱ型不稳定（图 10.2），除了外侧软组织松弛或内侧软组织松弛，过伸畸形往往提示后方软组织松弛。Ⅲ型不稳定（图 10.3），由于三个方向（内侧，外侧和后方）均有明显的松弛，患者可能表现为膝关节半脱位或脱位。

表 10.1 关节不稳的分型

Ⅰ型严重的冠状面（内侧或外侧）松弛

Ⅱ型严重的冠状面（内侧或外侧）和矢状面（后方）松弛

Ⅲ型多向球面（内侧、外侧和后侧）松弛

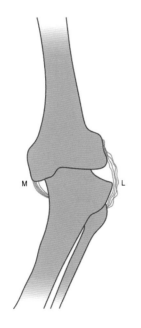

图 10.1 Ⅰ型不稳定：膝关节内翻时外侧软组织（L）或外翻时内侧软组织（M）出现松弛

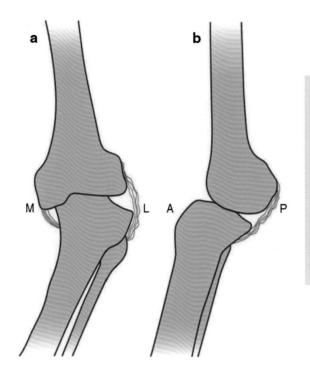

图 10.2 Ⅱ 型 不 稳 定：膝关节内翻时外侧软组织（L）或外翻时内侧软组织（M）（a）以及膝关节后方软组织（P）（b）出现松弛

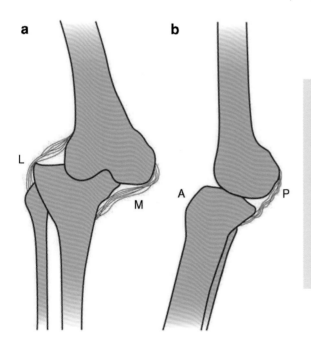

图 10.3 Ⅲ 型 不 稳 定：膝关节的外侧（L）、内侧（L）和后方（P）软组织均出现过度松弛

Ⅲ型不稳定一般表现为多向松弛，临床上极为罕见，常常源于神经源性疾病，主要是脊髓变性及其导致的双下肢神经病变。许多患者因为严重的疼痛和关节不稳无法行走，由此导致肌肉萎缩尤其是伸膝装置的萎缩进一步加重了后方不稳。因此Ⅲ型不稳定患者接受 TKA 后应该延长术后康复时间，加强膝关节周围肌肉力量锻炼，同时治疗相关神经病变。

手术技术

I 型不稳定膝常常合并屈曲畸形，由于往往存在伸直间隙小于屈曲间隙，往往需要足够的胫骨截骨量(8~10mm)。对于 II 型和 III 型不稳定膝，由于常伴随软组织过度松弛和不同程度的骨量丢失，胫骨和股骨远端的截骨范围必须保守 (通常小于 8 mm)。因此，手术方案要根据关节不稳定的类型适当调整。

I 型不稳定

处理膝内翻时，应逐步行内侧软组织松解以矫正内翻畸形。很多时候即使力线完全恢复到 180°，伸膝位施以内翻应力时仍发现外侧软组织过度松弛，此时采用外移截骨＋小号胫骨假体（前提与股骨假体匹配）能够减少伸膝位内外侧间隙不平衡（图 10.5）。某些病例中，完成初步软组织松解后发现屈曲间隙远远大于伸直间隙，需要大号股骨假体实现屈伸平衡，甚至要选择限制型假体。如果内侧或外侧的差距较大，充分、广泛的软组织松解也不能完全矫正内翻或外翻畸形，应考虑内侧髁或外侧髁上滑移截骨。

Ⅱ型不稳定

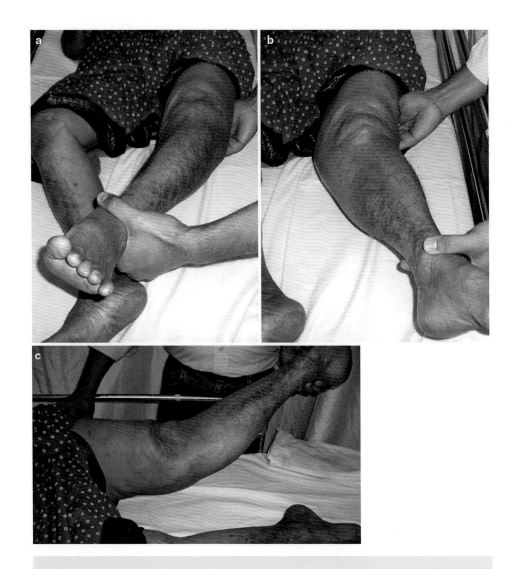

图 10.4 Ⅲ型不稳定，多向松弛患者照片。（a）给予内翻应力时外侧过度松弛；（b）给予外向应力时内侧过度松弛；（c）后方软组织过度松弛导致过伸畸形

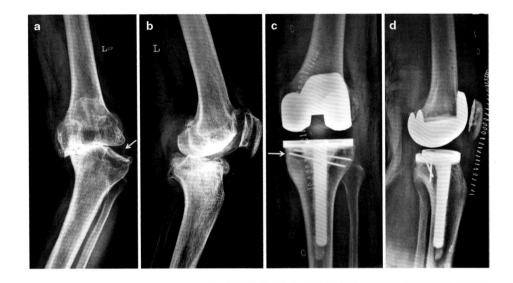

图 10.5 I 型不稳定病例：内翻型骨性关节炎患者，使用交叉韧带替代型假体行全膝关节置换。（a）术前站立位 X 线片显示外侧关节间隙张开（箭头所指），提示外侧软组织过度松弛；（b）术前侧位 X 线片显示膝关节轻度屈曲畸形；（c）术后站立位 X 线片显示使用交叉韧带替代型假体行全膝关节置换后的情况。注意：内侧胫骨平台骨缺损采用自体骨移植＋克氏针固定＋胫骨延长杆保护；（d）术后侧位 X 线片

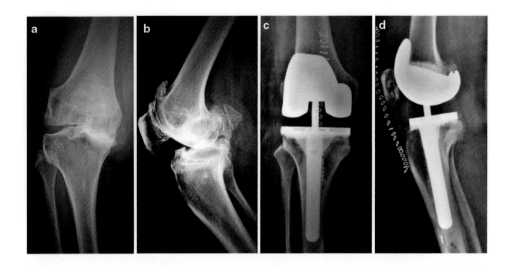

　　图 10.6 Ⅰ型不稳定病例：内翻型骨性关节炎患者，使用限制型假体行全膝关节置换。(a)术前站立位X线片显示外侧关节间隙张开(箭头所指)，提示外侧软组织过度松弛；（b）术前侧位X线片显示膝关节屈曲畸形；（c）术后站立位X线片显示使用限制型假体行全膝关节置换后的情况。（d）术后侧位X线片

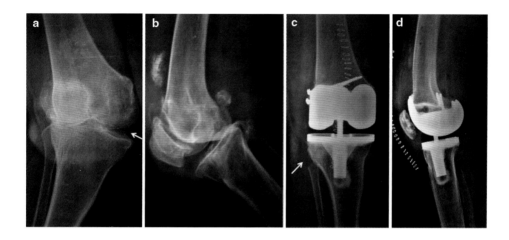

图 10.7 I 型不稳定病例：外翻型骨性关节炎患者，使用限制型假体＋外上髁截骨术行全膝关节置换。（a）术前站立位 X 线片显示内侧关节间隙张开（箭头所指），提示内侧软组织过度松弛；（b）术前侧位 X 线片显示膝关节轻度屈曲畸形；（c）术后站立位 X 线片显示使用限制型假体＋外上髁截骨术＋腓骨头切除术行全膝关节置换后的情况。注意：外上髁截骨以及骨膜下切除腓骨头（箭头所示）均是为了平衡挛缩的外侧软组织和松弛的内侧软组织。由于屈曲间隙过大，需要选择限制型假体。（d）术后侧位 X 线片

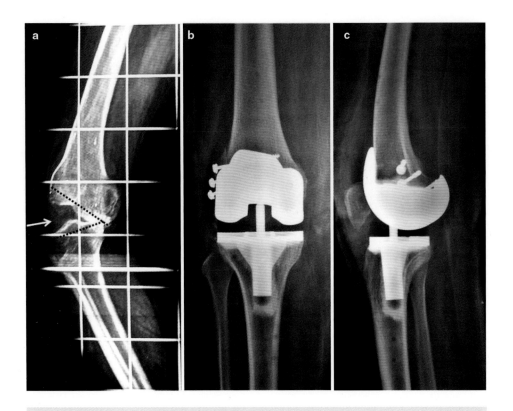

图 10.8 Ⅱ型不稳定病例（脊髓灰质炎后遗症患者）：内翻型骨性关节炎患者，使用限制型假体＋外上髁截骨术行全膝关节置换。（a）术前站立位 X 线片显示外侧关节过度张开（箭头所指）形成成角畸形（虚线所示），该病例是脊髓灰质炎后遗症患者，合并右下肢瘫痪和右膝内翻＋过伸畸形；（b）术后站立位 X 线片显示使用限制型假体＋外上髁截骨术行全膝关节置换后的情况。注意：为保证内外侧间隙平衡，采用外上髁截骨术缩短外侧副韧带，并用松质骨螺钉固定；（c）术后侧位 X 线片

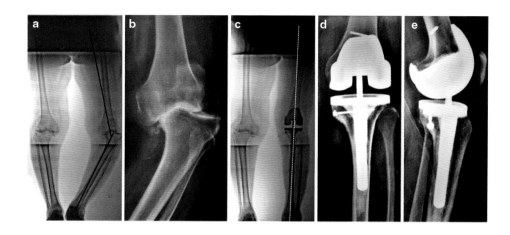

图 10.9 Ⅱ型不稳定病例：内翻型骨性关节炎患者，使用限制型假体行全膝关节置换。（a）术前站立位双下肢全长 X 线片显示明显的左膝内翻畸形，角度约为 40°；（b）术前站立位 X 线片显示关节半脱位及内侧胫骨平台明显骨缺损；（c）术后站立位双下肢全长 X 线片显示使用限制型假体的全膝关节置换术后下肢力线完全恢复（虚线所示）；（d）术后的膝关节站立位 X 线片显示使用自体骨移植加螺钉内固定填补内侧胫骨平台骨缺损；（e）术后侧位 X 线片

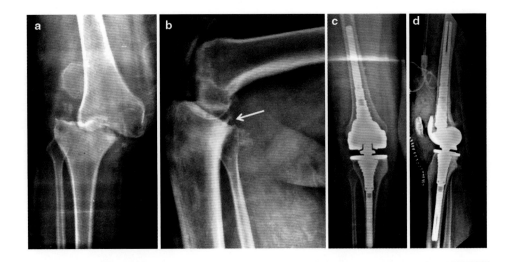

图 10.10 Ⅲ型不稳定病例：使用铰链型假体进行全膝关节置换。（a）术前站立位 X 线片显示明显的关节半脱位及内侧胫骨平台骨缺损；（b）术前侧位 X 线片显示严重的胫骨后方骨缺损和过度后倾（箭头所示）；（c）术后的膝关节站立位 X 线片显示使用铰链型假体行全膝关节置换后情况；（d）术后侧位 X 线片

Ⅱ型不稳定

合并后方软组织过度松弛，应严格避免松解后方软组织，并减少胫骨和股骨截骨量。由于过伸畸形，伸直间隙往往过大，此时应选择小号股骨假体以匹配较小的屈曲间距和较大伸直间距。对于此类病例，为纠正内翻／外翻畸形往往需要广泛的软组织松解，屈曲间距也变得更大。因此，相对Ⅰ型不稳定，Ⅱ型不稳定膝关节中经常需要选用限制型假体。少数情况下（如脊髓灰质炎后遗症患者），外侧副韧带变得极度松弛，此时应选择股骨髁上截骨以有效地缩短外侧副韧带，对于不能首选铰链型假体的年轻患者该方法更为实用。一旦存在严重骨缺损，往往需要采用自体骨移植 + 胫骨假体延长杆。

Ⅲ型不稳定

功能不全的侧副韧带和后关节囊松弛往往同时合并关节半脱位和骨缺损，如何处理极具挑战，这类病例尽管很多情况下完美的软组织平衡难以达到，但外科医生必须遵循基本原则——最小量的股骨、胫骨截骨和软组织松解。由于屈伸间隙过大，简单的交叉韧带替代型假体或限制型假体（如 TC3、VVC）可能无法提供足够的稳定性，大多数情况下需选择旋转铰链型假体以承受在植入物／骨水泥／骨界面上的应力。旋转铰链型假体是减少固定界面受力的不错选择，且往往同时需要使用袖套和／或延长杆。老年人的股骨远端常合并严重的骨质疏松，因此在安装股骨袖套、延长杆时应特别小心，避免打入袖套时发生骨折。为避免发生骨折，可以预防性地在股骨远端环扎钢丝来保护股骨远端。此类病例股骨和胫骨髓腔可能存在冠状面和矢状面狭窄或者弯曲而不适合植入延长杆，扩髓时应特别小心避免医源性凿穿骨皮质。如果股骨髓腔过度狭窄或完全可以仅植入套袖而不使用延长杆（图 10.11）。

Ⅰ型和Ⅱ型不稳定膝关节置换术后康复锻炼无需特别改变，对于髁上或髁间截骨的患者，术后第一天可以在长护膝支具保护下负重行走。术后 2 周内暂缓膝关节屈伸锻炼，2 周后患者每天取下支具进行 3-4 次主动屈伸锻炼，4 周后脱去支具自由活动。如果Ⅱ型不稳定伴有术前有长期过伸不稳定，建议佩戴长护膝支具 1 月以避免过伸畸形复发，同时在睡觉时在膝关节下垫枕头 2-4 周。对于 3 型不稳定，尽管大多数病人对早期功能恢复满意，仍建议在膝和髋部肌肉力量恢复之前使用护膝支具和助步器辅助行走，尽量减少摔倒的风险（图 10.12）。

对于对侧膝正常或者轻度畸形患者，由于双膝畸形情况和韧带情况有所不同，术后可能出现双下肢不等长，术前应告知患者一旦发生此种情况需要增高鞋垫。

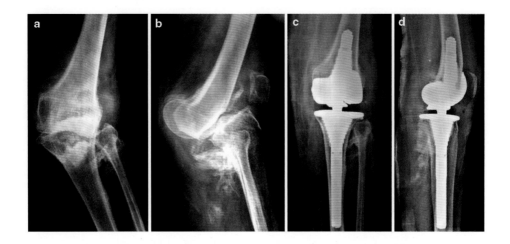

　　图 10.11 Ⅲ型不稳定病例：使用铰链型假体进行全膝关节置换（与图 10.4 为同一患者）。由于合并腰椎退行性变，该患者有严重的双下肢感觉运动神经障碍。（a）术前站立位 X 线片；（b）术前侧位 X 线片显示膝关节完全脱位——股骨远端前方皮质位于胫骨嵴后方；（c）术后的膝关节站立位 X 线片显示使用铰链型假体行全膝关节置换后情况。注意：由于股骨髓腔过于狭窄且弯曲，该患者无法使用股骨延长杆;（d）术后侧位 X 线片显示远端股骨在矢状面上过度弯曲

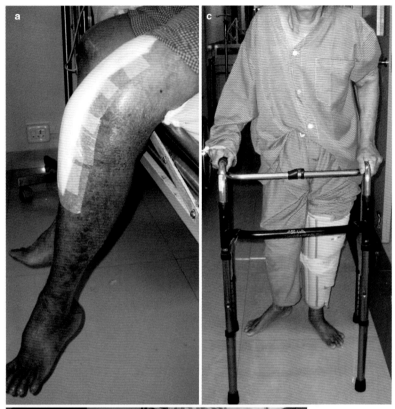

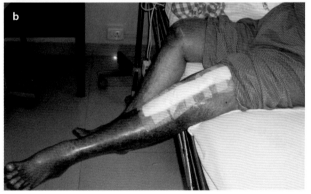

图 10.12 Ⅲ型不稳定患者（图 10.4 和图 10.11 所示患者）使用铰链型假体进行全膝关节置换的功能恢复情况（术后 72 小时）。（a）重力辅助的膝关节主动屈曲；（b）坐位时的主动膝关节伸直；（c）使用助步器时全负重行走，注意行走的时候需要佩戴长护膝支具

References（参考文献）

1. Mullaji AB, Shetty GM, Lingaraju AP, Bhayde S.Which factors increase risk of malalignment of the hip-knee-ankle axis in TKA? Clin Orthop Relat Res.2013;471: 134-41.

2. Vail TP, Lang JE, Van Sikes C. Surgical techniques and instrumentation in total knee arthroplasty. In:Scott WN, editor. Insall & Scott surgery of the knee. Philadelphia: Elsevier/Churchill Livingstone; 2012. p. 1075-86.

3. Morgan H, Battista V, Leopold SS. Constraint in pri-mary total knee arthroplasty. J Am Acad Orthop Surg.

4. Tigani D, Fosco M, Amendola L, Boriani L. Total knee arthroplasty in patients with poliomyelitis. Knee.2009;16:501-6.

5. Jordan L, Kligman M, Sculco TP. Total knee arthro-plasty in patients with poliomyelitis. J Arthroplasty.2007; 22:543-8.

6. Hern á ndez-Vaquero D, Sandoval-Garc í a MA. Hinged total knee arthroplasty in the presence of ligamentous deficiency. Clin Orthop Relat Res. 2010;468:1248-53.

7. Springer BD, Hanssen AD, Sim FH, Lewallen DG. The kinematic rotating hinge prosthesis for complex knee arthroplasty. Clin Orthop Relat Res. 2001; 392:283-91.

8. Mullaji A, Lingaraju AP, Shetty GM. Computer-assisted total knee replacement in patients with arthri-tis and a recurvatum deformity. J Bone Joint Surg Br.2012; 94:642-7.

第十一章 截骨术
Osteotomies in Total Knee Arthroplasty

序言

截骨和软组织松解是全膝关节置换中的基本步骤。而在一些特殊的 TKA 手术中可能需要一些特殊的截骨技术。在初次全膝关节置换术时，僵硬膝或严重的膝关节畸形病例常常需要通过截骨来获得良好软组织平衡和畸形矫正；在矫正关节外畸形的同时还有利于手术视野的显露。通常，内翻膝在胫骨平台的内侧和后内侧有喇叭形增生骨赘（图 11.1a）。这些骨赘往往引起内侧软组织局部凸起，从而导致膝关节的变形和内外侧软组织的张力失衡（图 11.1b）。截骨前应清除内侧骨赘以减少内侧软组织的张力。极少数病例中，即使进行了广泛的软组织松解和截骨，膝关节畸形和 / 或内外侧软组织失衡仍可能无法完全纠正。这时内翻膝可能需使用股骨内侧髁滑移截骨（SMCO）、外翻膝则使用股骨外上髁截骨（LEO）来获得理想的下肢力线和良好的软组织平衡。

在严重的关节外畸形病例中，TKA 的同时需行关节外矫正截骨才能重建良好的下肢力线。然而，当严重的胫骨关节外畸形需要内侧闭合楔形截骨时，完整的腓骨顶端可能影响截骨处的闭合，因而不得不进行腓骨的节段截骨。僵直膝中严重的软组织挛缩和髌股关节退变会使得常规手术入路下暴露困难，此时行胫骨结节截骨术更有利于术中关节充分暴露。因此，初次全膝关节置换中，截骨术的主要适应症为：a. 合并有关节外畸形的下肢力线纠正；b. 严重和 / 或僵硬的膝关节畸形的软组织平衡；c. 僵硬或粘连的膝关节的手术暴露。在全膝关节置换中，每一种截骨方式都有其特定的作用 (图 11.2)。本章节主要讲述 TKA 中各种截骨术的处理原则和手术技巧。

截骨术的类型和技巧
外移截骨术

原则：内翻膝行全膝关节置换时，可以截除胫骨平台后内侧的喇叭状骨样组织以减轻内侧软组织张力 (图 11.1)。这种截骨作用类似于清除骨赘，并消除其对邻近的内侧软组织产生的弓弦效应 (图 11.1)。该技术能够部分替代并替代软组织松解手术，达到畸形矫正和软组织平衡，从而避免过度软组织松解。

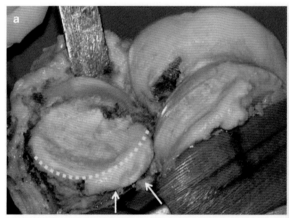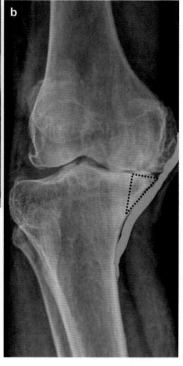

图 11.1 内翻膝中胫骨平台内侧及后内侧骨质改变。(a)术中可见胫骨平台(箭头处)后内侧喇叭状骨赘 (虚线处) (b) 术前膝关节站立位 X 片显示喇叭状骨赘 (三角形处)，该骨赘引起内侧软组织张力过大

适应症：内翻膝患者在行充分内侧软组织松解 (包括：内侧副韧带深层、后内侧关节囊、半膜肌) 后，仍残余内翻畸形大于 2° （以计算机导航测量为准）或者内外侧软组织失衡 (内侧过紧或外侧过松)。

　　技巧：内侧截骨量能够通过公式估算。"内翻畸形小于 15°，每 2mm 截骨矫正 1° 内翻畸形"。当膝内翻大于 15° 时，常因合并严重的内侧软组织挛缩、外侧软组织松弛甚至关节外畸形，此公式不再适用。具体截骨技巧见图 11.2。

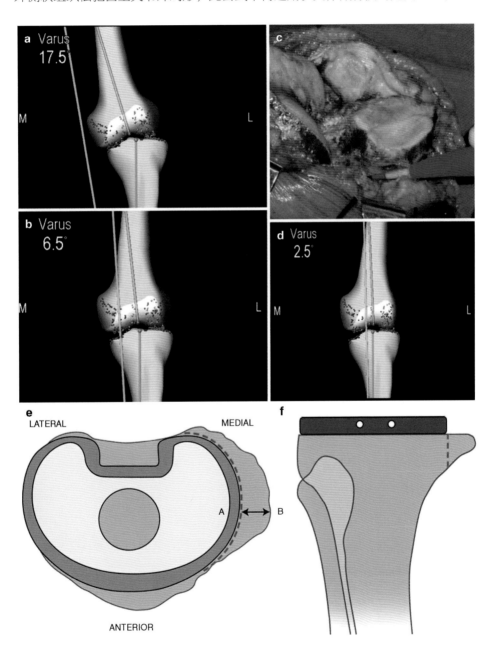

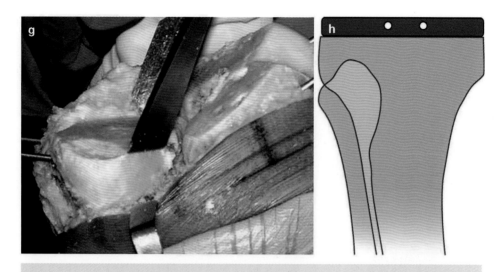

图 11.2 外移截骨术具体步骤。（a,b）第一步：术前内翻畸形测量为 17.5° 在外翻应力下（b）最大矫正至内翻 6.5°（a）。（c）第二步：松解后内侧软组织，包括内侧副韧带深层、后内侧关节囊、半膜肌。（d）第三步：后内侧结构松解后，术中外翻应力下测量残余 2.5° 内翻畸形。根据"每 2mm 截骨矫正 1° 内翻畸形"原则，本例需要行 5mm 复位截骨才能达完全纠正（或中立力线）。（e,f）第四步：以适当尺寸的胫骨托作为参照，沿着胫骨托的边缘在横断面上标记需要的截骨量（AB），（e）轴面观，（f）前面观。（g,h）第五步：术中（g）利用骨刀沿标记线截骨，示意图（h）

注意事项：在术前内翻畸形小于 15° 的患者，该技术能有效的矫正畸形（每 2mm 截骨矫正 1° 内翻畸形）。但该方法不宜在下肢内翻畸形小于 5° 或畸形已完全矫正时使用，因其可能导致内侧软组织过度松弛和矫枉过正。正确采用该技术还需注意仅祛除膝关节内侧的喇叭样骨赘，这需要预先测量残余内翻畸形角度，同时以胫骨托作为参照基础确定截骨量。截骨不宜过于靠近膝关节中心也不宜过多，否则可能损伤内侧副韧带浅层，其附着点距离关节面约 6~7cm（图 11.3）。如果患者内侧骨缺损明显，在使用骨水泥或骨移植充填骨缺损后，往往需要使用胫骨延长杆（图 11.4）。

术后护理：术后康复同常规全膝关节置换术，无需支具保护。

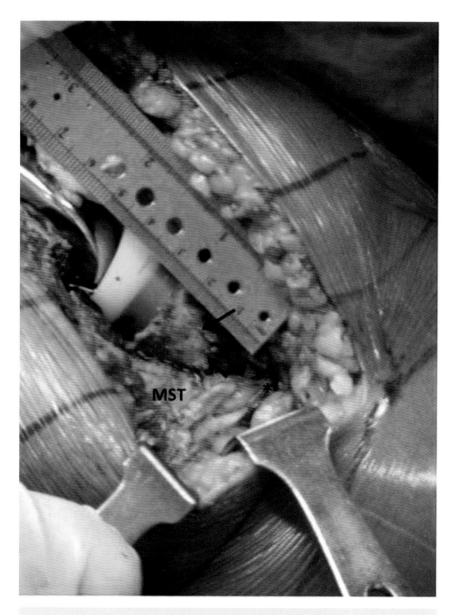

图 11.3 术中照片显示截骨处和内侧软组织套 (MST) 之间的关系。
注意 MCL 浅层韧带附着点 (星号) 位于与关节面的位置 (箭头)

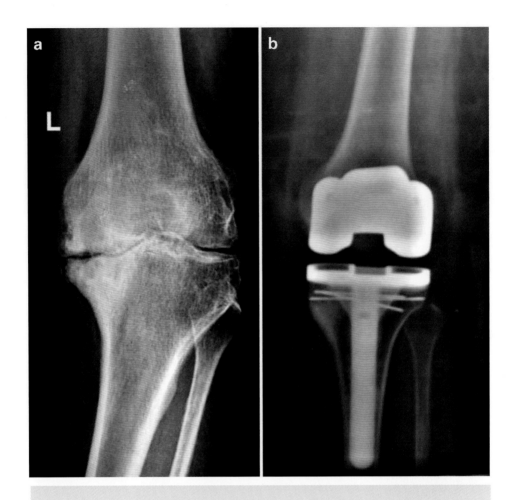

　　图11.4 内翻膝患者使用外移截骨技术完成TKA，术前及术后站立X片。

　　（a）术前X片显示内侧胫骨平台明显骨赘形成伴内侧胫骨骨缺损。（b）利用外移截骨完成全膝关节置换后，术后X片显示下肢力线完全恢复。内侧骨缺损使用自体骨移植＋克氏针固定，同时使用长柄胫骨假体保护

股骨内髁滑移截骨术 (SMCO)

原则：严重内翻膝行 TKA 手术时，软组织松解后仍存在内侧间隙紧张，可以行股骨内髁滑移截骨，凿开股骨内侧髁及其附着的内侧副韧带，将股骨远端内侧副韧带股骨附着点（在附着处保留一部分骨质）重新固定于远端来增加内侧关节间隙。骨膜下松解内侧副韧带胫骨或股骨止点附着处过于依赖术者经验，容易发生过度松解和膝关节内外侧失稳。SMCO 能定量调整内侧副韧带的移位重建点，保证获得满意的内侧副韧带张力。

适应症：重度内翻膝行 TKA 时，如果广泛的内侧软组织松解（除了内侧副韧带浅层和鹅足）和外移截骨术仍不能获得满意的下肢力线和软组织平衡时，可考虑使用该方法。

技巧：具体步骤方法见图 11.5。

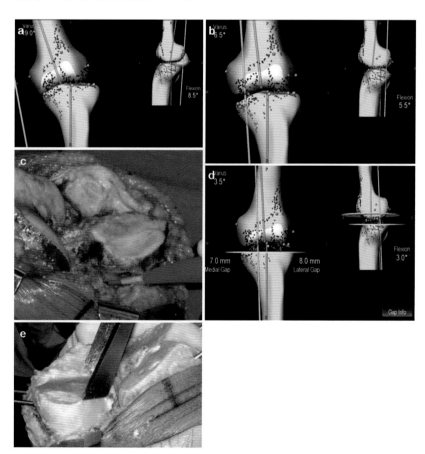

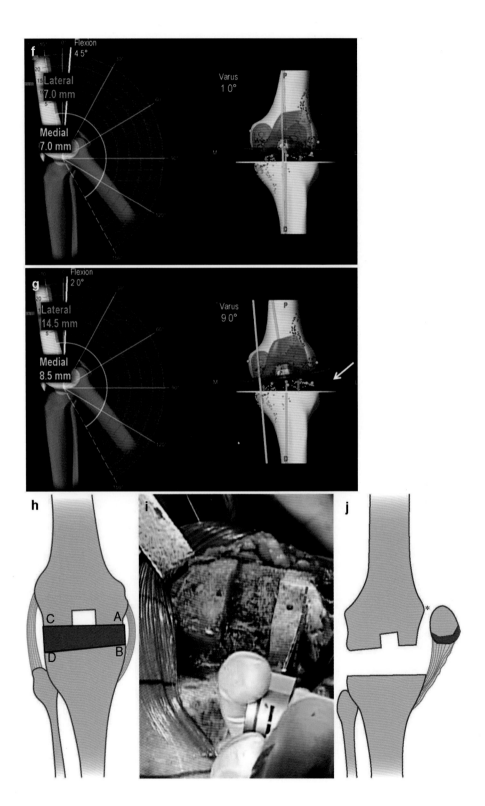

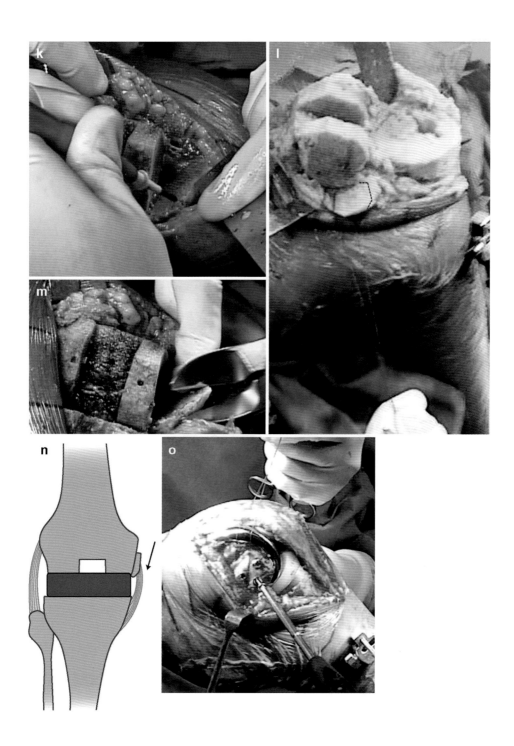

图 11.5 股骨内髁滑移截骨 (SMCO) 具体步骤。（a,b）第一步：术中测量内翻角度为 17.5°（a），在外翻应力下最多纠正至内翻 6.5°（b）。（c）第二步：松解后内侧软组织，包括内侧副韧带深层、后内侧关节囊、半膜肌。（d）第三步：完成后内侧软组织松解，外翻应力下仍有 3.5° 内翻畸形，拟使用外移截骨术矫正残余内翻畸形。（e）第四步：根据"每 2mm 截除矫正 1° 内翻畸形"原则施行外移截骨术。（f,g）第五步：术中测量显示外移截骨术后畸形完全矫正（f），然而在内翻应力下，外侧软组织相对内侧过度松弛（箭头）（g）。此时使用内髁滑移截骨来平衡内外侧软组织。（h）第六步：测量内外侧间隙的差异（即图中 CD 和 AB 之间的差异）以决定内髁的位移量。可以使用计算机导航或尺子进行测量。（I,j）第七步：标记股骨内髁截骨平面。使用摆锯从内髁的内缘向外 5mm 处（红色虚线）开始，斜向内上方的收肌结节（星号处）截骨。（j,k）第八步：用尺测量截骨块需要向远端移位的距离并用电刀标记。（I）第九步：用 1 号薇乔线在截骨块的软组织附着处缝合，以便牵引控制截骨块。虚线处表示截骨块上需要切除的骨量。（m）第十步：按照标记进行截骨。（n）第十一步：逐渐将截骨块向远端移到合适的位置，并且在试模下于膝关节伸直位和屈曲 90° 位重新检查内外侧平衡与力线情况。（o）第十二步：骨水泥固定假体后，使用 2~3 颗松质骨螺钉在膝关节屈曲 45° 位固定截骨块

注意事项：股骨远端过小时容易发生术中股骨内髁骨折，应避免使用该方法。须小心保护内侧副韧带以及附着骨块，截骨成功后应立即带线标记 MCL 骨块以便掌控。术中特别注意保护 MCL 骨块，尤其在膝关节屈伸过程中。一旦直接钳夹或卡压于关节间隙，很容易发生医源性骨折。MCL 骨块需在屈膝 45° 位使用 2 ~ 3 枚松质骨螺钉固定，避免过度牵拉。如果局部骨质疏松严重，建议使用 2mm 钻头钻孔后拧入 4mm 松质骨螺钉以获得更好的把持力。

术后护理：术后第一天即可在长腿护膝支具保护下完全负重行走，2 周内限制膝关节活动。随后每天移除支具 3~4 次，行轻柔的主动屈伸活动。4 周后摘除支具，允许膝关节自由伸屈活动。6 周时复查站立正侧位 X 片，了解截骨处的骨愈合情况。

股骨外上髁截骨 (LEO)

原则：股骨外上髁截骨术是指行包含股骨外上髁及其外侧副韧带和附着其上的腘肌腱的截骨。外翻膝行全膝关节置换时，外上髁截骨将外侧副韧带和腘肌腱重新固定于原止点远端，从而增加外侧间隙保证内外侧间隙平衡。

适应症：重度外翻膝行 TKA 时，当实施广泛的外侧软组织松解（髂胫束、后外侧关节囊和腘腓韧带）后仍不能获得满意的下肢力线和内外侧软组织平衡时，可考虑使用该方法。

技巧：具体步骤见图 11.6。

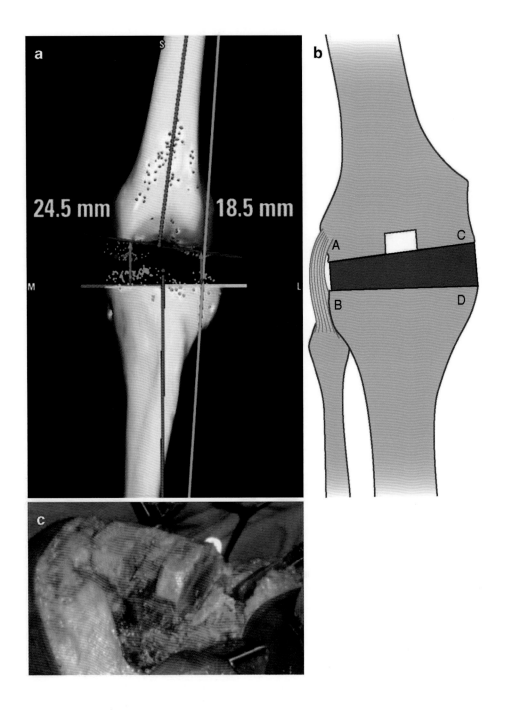

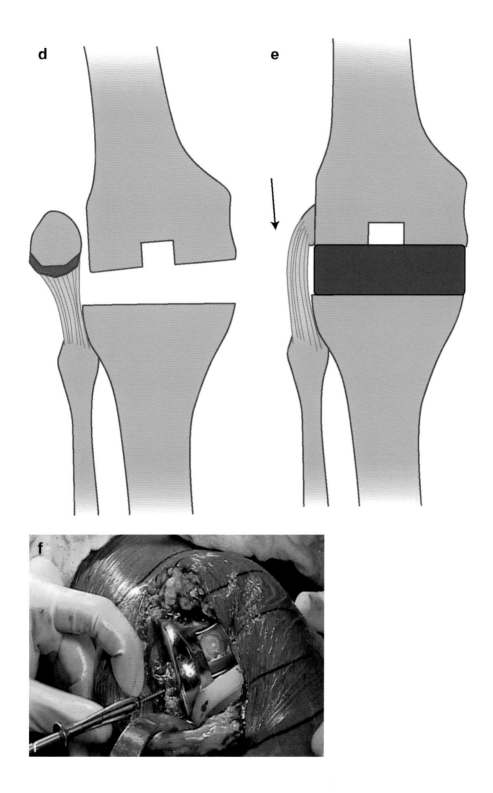

　　图 11.6 股骨外上髁截骨（LEO）的具体步骤。（a）术中在内翻应力下测量外翻畸形为 8°，充分松解外侧软组织 (后外侧关节囊、髂胫束及腘腓韧带) 后，外侧间隙仍比内侧间隙窄 6mm，应用外上髁截骨来矫正畸形、平衡内外侧间隙。（b）第二步：测量伸膝位内外侧间隙的差距 (CD 与 AB 之间的差值) 决定外上髁截骨块向远端移位量。可用量尺或导航装置测量。（c）第三步：在股骨外髁标记截骨平面。从外髁骨性边缘向内 2mm 处开始，朝向外上方向，使用摆锯截骨。（d）第四步：使用量尺测量外上髁截骨块需要移位的距离，并用电刀标记。1 号薇乔线缝合与骨块相连的软组织方便牵引控制，用骨刀按标记对外上髁截骨块进行截骨。（e）第五步：轻柔地向远端移动骨块，明确骨块位置后在伸直位和屈膝 90° 下安装试模假体，检查内外侧间隙平衡和力线。（f）第六步：骨水泥固定后屈膝 45° 位用 2–3 颗松质骨螺钉固定外上髁截骨块

注意事项：与内髁滑移截骨相似，当股骨髁过小时应避免该方法，以免造成术中股骨外髁骨折。外上髁截骨块与外侧副韧带及腘肌腱相连，需缝合牵引以方便术中保护。在屈膝45°下固定截骨块，避免过度牵拉。一般用2~3枚4mm松质骨螺钉固定，骨质疏松患者用2mm钻头预钻孔，以获得更好的把持力。

术后康复：与内髁滑移截骨相似，术后第一天即可在长腿护膝支具保护下完全负重行走，2周内限制膝关节活动。随后每天移除支具3~4次，行轻柔的主动屈伸活动。4周后摘除支具，允许膝关节自由伸屈活动。6周时复查站立正侧位X片，了解截骨处的骨愈合情况。

截骨矫形

原则：对于严重关节内畸形合并关节外畸形患者，当关节内截骨和软组织松解无法将机械轴恢复至正常力线时，可在关节外畸形的CORA处行截骨矫形术（通常为闭合楔形截骨）重建正常力线。

适应症：如果预计关节内截骨无法获得满意的软组织平衡，可考虑使用该方法。当冠状面临近膝关节股骨关节外畸形≥20°和胫骨关节外畸形≥30°，应截骨矫形重建下肢肢体力线[5、7、9]。

技巧：对于股骨髓腔发生硬化变形，既往使用髓内钉和/或钢板以及螺钉固定行股骨矫形患者，往往无法使用股骨髓内定位杆，计算机导航是最理想的方法，它能避开硬化变形的股骨髓腔及金属内植物。由于股骨远端髓腔常常异常增大，股骨远端1/3截骨后很难固定牢固。作者根据具体情况选择使用股骨延长杆、袖套及逆行髓内钉及防旋钢板以保证截骨处的稳定。股骨端截骨矫形具体步骤见图11.7。

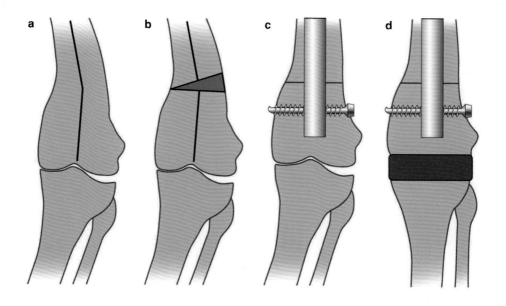

图 11.7 股骨端截骨矫形具体步骤。（a）第一步：术前站立位 X 片明确股骨关节外畸形的严重程度。（b）第二步：术前测量决定楔形截骨的角度，利用单独的外侧切口完成外侧闭合楔形截骨。（c）第三步：使用股骨髓内钉进行固定。（d）第四步：常规方式进行全膝关节置换

在胫骨端，先行充分的软组织松解和股骨远端截骨，胫骨截骨矫形的角度等于软组织松解后屈伸间隙的残留畸形角度。一般在胫骨畸形的 CORA 处行闭合楔形截骨术以重建力线，同时使用非骨水泥型胫骨延长杆确保截骨处的稳定。延长杆（对抗压缩应力）和骨移植（松质骨为术中截骨获得）能促进截骨处的骨折愈合。胫骨端截骨矫形具体步骤见图 11.8。

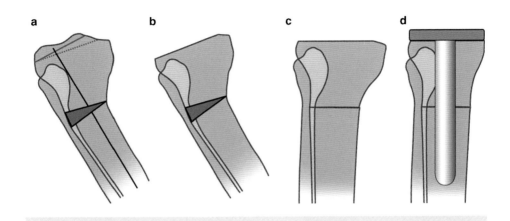

图 11.8 胫骨端截骨矫形具体步骤。（a）第一步：术前站立位 X 片明确胫骨关节外畸形严重程度，黑色实线为胫骨髓腔解剖轴，蓝色实线为胫骨近端标准截骨线，蓝色实线与黑色实线垂直。胫骨近端截骨线（蓝色虚线）与标准截骨线（蓝色实线）所成的夹角等同于胫骨关节外畸形夹角（黑色三角）。（b）第二步：术前测量决定楔形截骨角度，利用单独外侧切口完成外侧闭合楔形截骨。（c）第三步：在外翻力作用下，逐步纠正下肢力线。逐步行胫骨髓腔扩髓，直到有骨内"咔咔"的磨锉骨皮质的感觉。（d）第四步：截骨部位先用带有延长杆的胫骨假体试模，再次检查内外侧软组织平衡和力线，确认无误后再植入所有假体。骨水泥植入过程中，仅在胫骨基座及干骺端部分使用骨水泥固定，避免骨水泥进入截骨部位

注意事项：作者一般一期完成截骨矫形和 TKA 术，术前详细的影像学测量十分重要，它能确定截骨 CORA 的位置和截骨量，以正确矫正关节外畸形。在股骨关节外畸形病例中，如何固定截骨处应综合股骨的解剖及截骨位置；只有坚强固定才无需推迟或限制术后活动，有利于术后康复锻炼。在胫骨畸形病例中，适合长度胫骨的延长杆有助截骨处的稳定，而不另需额外固定。但在扩胫骨髓腔时（以容纳胫骨延长杆），应注意防止凿穿骨皮质。最好先透视确定胫骨延长杆试模位置准确，再植入所有假体。

术后康复：术后 48 小时，可在长腿护膝支具保护下开始膝关节活动及部分负重行走锻炼。如果 4~6 周复查 X 片示愈合良好，则可以在膝关节支具和扶拐保护下完全负重行走。3 个月后，若 X 片显示截骨处愈合牢固则可弃用支具和拐杖。

胫骨结节截骨 (TTO)

原则：尽管传统的髌旁内侧手术入路适合于大多数的病例，但对僵硬或强直的膝关节，特别是合并有严重畸形的膝关节难以获得良好的显露。行胫骨结节截骨后容易牵开股四头肌并获得良好的显露。经典的胫骨结节截骨需游离包含髌腱的胫骨结节皮质骨块，手术结束时该骨块用螺钉或钢丝固定。尽管 V-Y 成形技术也可用来提高视野暴露。然而，该技术有更大的伸膝无力和髌骨缺血性坏死的风险。

手术适应症：TTO 被经常用于翻修手术，而在膝关节初次置换中，出于对其安全性和可靠性的考虑，胫骨结节截骨还未被普遍接受。Piedade 对比分析初次 TKA 中是否使用胫骨结节截骨，将 126 例初次置换使用胫骨结节截骨与 1348 例未使用的患者比较，在术后疼痛、关节功能和翻修率上两组间并无显著性差异。然而，该技术可能存在更高的并发症发生率，如皮肤坏死、胫骨结节近端移位、骨折延迟愈合或不愈合，持续的伸膝无力和髌骨骨折等。Young 总结胫骨结节截骨在膝关节初次置换及翻修手术的应用发现，当胫骨结节截骨结合外侧支持带松解时，影响髌骨血供较大，髌骨骨折的风险明显增加。对于严重外翻畸形合并髌骨运动轨迹不良的病例，可使用髌旁外侧入路结合胫骨结节截骨术 。这是应用外侧入路能够提供更好的暴露，保留了髌骨的血供及隐神经分布区域的完整感觉，同时保护伸膝装置。

方法：作者喜欢采用保守的 TTO 技术，使用锋利的骨刀从胫骨结节上凿开带有薄层骨的髌韧带，保留伸膝装置上部和侧面完整。随髌腱分离的薄层骨块容易愈合，不需要额外固定。作者对严重外翻的僵硬膝患者采用该入路 (图 11.9)。其优点是创伤小、痛苦少、无需固定。缺点是显露较传统 TTO 差，且术中骨块远端软组织容易撕脱。

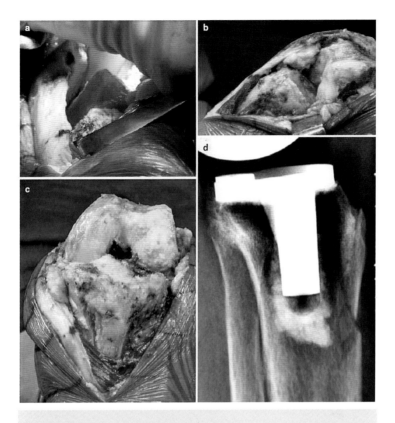

图 11.9 胫骨结节截骨的具体步骤。（a）利用锋利的
骨刀从胫骨结节凿取薄层骨及髌腱。（b）胫骨结节分离后
的侧面观显示连续性的伸肌装置。（c）分离后的胫骨结节
正面观。注意胫骨结节远端软组织附着物已被保存。（d）
术后 2 天取膝关节 X 线片显示复位胫骨结节无任何固定

术后护理：术后当天患者在长呼吸支具保护下可完全负重，可行主动股四
头肌收缩锻炼，但不提倡直腿抬高锻炼）。术后 4 周开始在膝关节支具保护下，主动、
间断、缓慢地行伸屈功能锻炼，术后 8 周内屈曲不超过 90°。8 周后祛除支架，
随后四周逐步增加屈曲直至超过 90°。

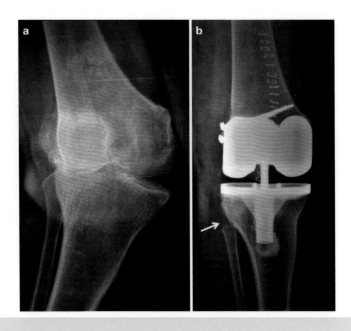

图 11.10 腓骨头截骨。（a）术前膝关节站立位 X 片，显示严重外翻伴屈曲畸形。术中完全矫正畸形可能引起牵拉腓总神经导致腓总神经麻痹。（b）术后 X 片显示畸形完全纠正，术中切除腓骨头（箭头所示）避免腓总神经过牵拉

节段性腓骨截骨

适用于严重胫骨关节外内翻畸形病例，在畸形顶点行闭合楔形胫骨截骨术后无法充分矫正畸形，可以通过侧方入路骨膜下切除 2 厘米的腓骨。外踝四指宽以上都是切除腓骨的安全位置。

腓骨小头切除术

严重外翻伴屈曲畸形患者，TKA 术后有腓总神经麻痹的风险。为了尽量减少这种风险，作者喜欢在腓骨颈部行骨膜下切除腓骨头（图 11.10）。保留股二头肌肌腱和外侧副韧带，该技术与骨膜下清除胫骨骨赘相似。术后一旦发生腓总神经麻痹，膝下垫枕保持膝关节弯曲 10° ~ 15°，待麻木消失、患者能主动伸足、伸趾为止。同时鼓励病人行主动股四头肌收缩锻炼，避免屈曲挛缩复发。

References（参考文献）

1. Mullaji AB, Shetty GM. Correction of varus defor-mity during TKA with reduction osteotomy. Clin Orthop Relat Res. 2014;472(1):126-32.

2. Dixon MC, Parsch D, Brown RR, Scott RD. The correction of severe varus deformity in total knee arthroplasty by tibial component downsizing and resec-tion of uncapped proximal medial bone. J Arthroplasty.2004; 19: 19-22.

3. Mullaji AB, Shetty GM. Surgical technique: computer-assisted sliding medial condylar osteotomy to achieve gap balance in varus knees during TKA. Clin Orthop Relat Res. 2013;471:1484-91.

4. Mullaji AB, Shetty GM. Lateral epicondylar osteot-omy using computer navigation in total knee arthroplasty for rigid valgus deformities. J Arthroplasty. 2010; 25: 166-9.

5. Mullaji A, Shetty GM. Computer-assisted total knee arthroplasty for arthritis with extra-articular defor-mity. J Arthroplasty. 2009;24:1164-9.

6. Mullaji AB, Padmanabhan V, Jindal G. Total knee arthroplasty for profound varus deformity: technique and radiological results in 173 knees with varus of more than 20 degrees. J Arthroplasty. 2005;20: 550-61.

7. Mason JB, Fehring TK. Management of extra-articular deformity in total knee arthroplasty with navigation. In: Scott WN, editor. Insall & Scott sur-gery of the knee. Philadelphia: Elsevier Churchill Livingstone; 2012. p. 1234.

8. Engh GA, Ammeen D. Results of total knee arthroplasty with medial epicondylar osteotomy to correct varus deformity. Clin Orthop Relat Res. 1999;367:141-8.

9. Wang JW, Wang CJ. Total knee arthroplasty for arthri-tis of the

knee with extra-articular deformity. J Bone Joint Surg Am. 2002;84: 1769-74.

10. Hsu CH, Lin PC, Chen WS, Wang JW. Total knee arthroplasty in patients with stiff knees. J Arthroplasty.2012;27: 286-92.

11. Della Valle CJ, Berger RA, Rosenberg AG. Surgical exposures in revision total knee arthroplasty. Clin Orthop Relat Res. 2006;446:59-68.

12. Piedade SR, Pinaroli A, Servien E, Neyret P. Tibial tubercle osteotomy in primary total knee arthroplasty:a safe procedure or not? Knee. 2008;15:439-46.

13. Young CF, Bourne RB, Rorabeck CH. Tibial tubercle osteotomy in total knee arthroplasty surgery. J Arthroplasty. 2008;23: 371-5.

14. Zonnenberg CB, Lisowski LA, van den Bekerom MP,Nolte PA. Tuberositas osteotomy for total knee arthro-plasty: a review of the literature. J Knee Surg.2010; 23:121-9.

15. Apostolopoulos AP, Nikolopoulos DD, Polyzois I,Nakos A, Liarokapis S, Stefanakis G, Michos IV.Total knee arthroplasty in severe valgus deformity: interest of combining a lateral approach with a tibialtubercle osteotomy. Orthop Traumatol Surg Res.2010;96: 777-84.

16. Hirschmann MT, Hoffmann M, Krause R, Jenabzadeh RA, Arnold MP, Friederich NF. Anterolateral approach with tibial tubercle osteotomy versus stan-dard medial approach for primary total knee arthro- plasty: does it matter? BMC Musculoskelet Disord. 2010;11:167.

17. Hay GC, Kampshoff J, Kuster MS. Lateral subvastus approach with osteotomy of the tibial tubercle for total knee replacement: a two-year prospective, ran-domised, blinded controlled trial. J Bone Joint Surg Br. 2010;92:862-6.

第十二章 术后疼痛管理及康复
Postoperative Pain Management and Rehabilitation

序言

全膝关节置换术目的在于缓解疼痛、恢复功能以及提高生活质量。然而术后早期疼痛往往不可避免。术后疗效和患者满意度很大程度取决于良好的术后疼痛控制。术后疼痛管理不佳往往带来严重后果，不仅使患者及家属身体和精神上的痛苦，而且使患者住院时间延长、康复训练延迟以及患者对康复计划的依从性下降。由于疼痛所导致的制动时间延长也使术后系统性并发症及局部并发症的风险增高，如深静脉血栓形成、肺栓塞、肺部感染、膝关节残留畸形（通常为屈曲畸形）、活动受限以及患膝慢性疼痛。由此可见，全膝关节置换术后疼痛的控制至关重要。

为获得膝关节良好的功能，术后早期康复锻炼同样重要。良好的疼痛控制对早期活动和下床功能锻炼是只管重要的。本章主要讲述作者所遵循的术后疼痛控制和康复方案。

全膝关节置换术后疼痛

术后疼痛是一种复杂的现象，TKA 患者术后急性疼痛的原因还不清楚。目前认为全身和局部因素都发挥着作用。患者个人因素，包括年龄、性别、关节炎病因、既往手术体验、手术期望值和心理状态都在 TKA 术后疼痛过程中发挥作用。术中因素，包括软组织切除或松解的程度和范围，良好的下肢力线，精准的假体位置、旋转以及良好的软组织平衡可能都会影响患者术后急性疼痛和慢性疼痛程度。在早期功能恢复中，抑制局部炎性反应可能比抑制全身炎性反应更为重要。

鉴于术后急性疼痛源于多种全身和局部因素，目前多模式镇痛已成为TKA术后的标准治疗方法。多模式镇痛的原理是联合应用不同作用机制的镇痛药物和多种镇痛方法，使其作用于疼痛过程中各个时相和各个靶位，以达到术后完美镇痛。作者使用的多模式镇痛包括：患者术前教育，超前镇痛，最佳麻醉方案和手术技巧以及术后镇痛，尽量减少患者术后疼痛，促进早期功能恢复。

多模式镇痛

患者术前教育

向患者介绍TKA手术步骤、术后康复过程，评估患者对疼痛、并发症的耐受性，关节恢复到无痛、良好功能所需时间的期望值。同时鼓励患者与膝关节置换术后功能恢复良好的病友进行交流。

超前镇痛

入院后（术前日晚10点）——依托昔布片60毫克加巴喷丁片300毫克

手术当天（上午6点）——依托昔布片60毫克 加巴喷丁片100毫克

麻醉

椎管内麻醉（单侧TKA）、椎管内＋硬膜外联合麻醉（双侧TKA）

手术技巧

根据畸形使用适当的手术切口，避免过长。先清除骨赘来纠正关节畸形，清除完骨赘之前尽量避免软组织松解。内翻膝先逐步进行软组织松解和外移截骨。完全矫正冠状面和矢状面畸形以获得良好的力线及软组织平衡。确切止血、严密缝合，减少术后血肿，提高伤口愈合率。

术中局部浸润

药物配方

关节周围浸润"鸡尾酒"由以下药物组成，并用生理盐水稀释至50ml：

布比卡因0.25%（2.5毫克/公斤体重）；

芬太尼200微克（50微克/毫升）；

头孢呋辛750毫克；

曲安西龙40毫克；

酮咯酸30毫克；

可乐定（1 微克 / 公斤体重）。

糖尿病、类风湿性关节炎、既往膝关节手术史以及免疫缺陷疾病患者禁用糖皮质激素。

注射部位

截骨面边缘、内侧副韧带、外侧支持带及后内侧结构

注射时间

假体放置完毕，骨水泥硬化过程中。

术后镇痛

术后 48 小时：

对乙酰氨基酚片 650 毫克 Q8H；

布洛芬 400 毫克，Q12H；

双氯芬酸钠栓 12.5 毫克 QN；

依托昔布 60 毫克，Qd；

加巴喷丁 300mg，QN；

每 6-8h 局部冰敷一次。

术后 48 小时—伤口拆线（术后 2 周）：

对乙酰氨基酚片 650 毫克 Q8H；

双氯芬酸钠栓 12.5 毫克 QN；

依托昔布 60 毫克，Qd；

加巴喷丁 300mg，QN；

洛芬 400mg 必要时；

每 6-8h 局部冰敷一次。

伤口拆线—术后一个月

对乙酰氨基酚片 650 毫克 Q8H；

美洛昔康 15 毫克 Qd；

依托昔布 60 毫克，QN；

加巴喷丁 300mg，QN；

布洛芬 400mg 必要时；

每 6-8h 局部冰敷一次。

康复计划

所有患者均指导和培训五个基本而简单的运动（图 12.1），这些运动需要全天有规律地进行（10-20 个 / 组，3~4 组 / 天）。患者术前通过图文并茂的教育书籍学习并熟悉这五组运动，术后还需反复学习。术后第一天由住院医师、康复师向患者示范这五组运动。住院期间外科医生每天对关节的活动度和功能恢复情况进行评估。康复师只有在股四头肌严重无力，膝关节屈曲恢复缓慢或步态异常等特殊情况下才对患者功能锻炼进行指导。

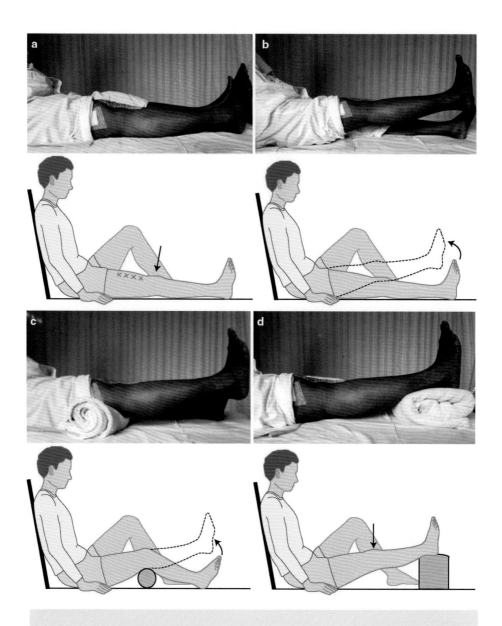

图 12.1TKA 术后用的五组基本康复锻炼 。（a）股四头肌等长收缩。（b）坐位直腿抬高。（c）短臂伸膝。（d）重力辅助下膝关节伸展运动

康复目标

1、预防肌肉萎缩，在不增加疼痛的前提下提高肌肉张力和力量。

2、改善膝关节运动范围。

3、纠正残留的屈曲畸形或伸膝装置力量不足。

4、改善步态。

5、独立完成日常活动。

术后康复

术后第一个 24 小时

从手术室返回病房后卧床行足及踝关节运动，双下肢"滚木式"活动、股四头肌等长收缩以及翻身，以上活动每小时重复 10 次。

术后第二天早晨

股四头肌等长收缩，短臂伸膝，坐位膝关节屈伸，直腿抬高和重力辅助下膝关节伸展运动（每 6 小时重复 10 次）。在助行器辅助下站立和短距离行走。能自行坐椅。

术后 24~48 小时

股四头肌等长收缩，短臂伸膝，坐位膝关节屈伸，直腿抬高和重力辅助下膝关节伸展运动（每 6 小时重复 10 次）。

在助行器或者拐杖辅助下行走（图 12.2），能自行坐椅及坐便器。

术后 48~72 小时

股四头肌等长收缩，短臂伸膝，坐位膝关节屈伸，直腿抬高和重力辅助下膝关节伸展运动（每 6 小时重复 10 次）。

拄拐行走，能使用坐便器。

上下楼梯（图 12.3），步态异常的患者（摇摆步态）可扶双杠行走及加强髋关节外展功能锻炼。

股四头肌严重无力及伸膝装置减弱的患者每日进行 2-3 次感应电刺激。

出院时目标

坐位时膝关节屈曲至少达到 100°；

伸膝装置减弱或残余屈曲畸形小于 10°；

起床或从椅子上站起来不需要帮助；

能弃拐或扶拐行走；

能够使用坐便器；

能在拐杖辅助下爬楼梯。

术后 72 小时（出院）—术后 2 周伤口拆线

股四头肌等长收缩，短臂伸膝，坐位膝关节屈伸，直腿抬高和重力辅助下膝关节伸展运动（每 6 小时重复 10 次）。

拄拐行走，能使用坐便器。

术后 2 周以后

手术后 2 周（拆线后）对患者进行临床评估，评估项目包括：肌肉强度（股四头肌和腘绳肌），残留畸形（屈曲畸形或伸膝力量不足），膝关节屈曲和步态以及一些特殊的锻炼。

股四头肌肌力通过渐进抗阻训练系统加强，伸直滞缺患者特别注意加强伸膝肌力锻炼，膝关节屈曲功能通过逐步增加的屈伸运动量及骑自行车锻炼（图 12.4）。残余屈曲畸形由重力辅助下膝关节伸展运动和推膝夹板纠正。步态改善通过扶双拐行走锻炼，协调股四头肌及腘绳肌训练（图 12.5）。

特殊病例

支具

全膝关节置换术后避免使用支具。特殊情况下，长腿支具主要用于长期股四头肌无力的患者避免膝部的突然屈曲和摔倒，股四头肌肌力恢复后即可去除支具。长腿支具也可用于长期过伸畸形、外上髁截骨术和内髁截骨术患者。推膝夹板可应用于残余屈曲畸形患者，使关节畸形在术后逐步纠正。

屈曲畸形

大部分屈曲畸形都能在术中充分纠正，但如果术前存在长期屈曲畸形，术后畸形复发的风险较高。这时可在行走时使用推膝夹板，每使用 40 分钟休息 3~4 小时。3~4 周后逐步摆脱夹板辅助。

过伸畸形

术前长期严重的过伸畸形患者术后容易畸形复发，这时我们鼓励患者在术后 2 周内休息时膝关节下垫软枕，并避免行重力辅助下膝关节伸展运动锻炼。在长腿支具保护下行走，2~3 周后逐步摘除支具。

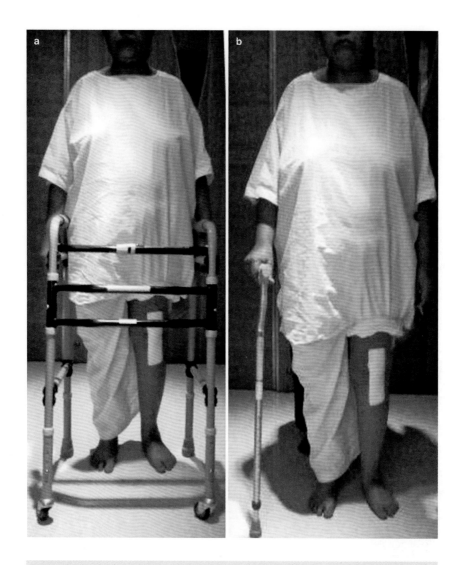

图 12.2TKA 术后 24~48 小时下地行走。（a）TKA 术后 24 小时患者均可在助行器辅助下行走。（b）大部分患者在术后 48 小时能付拐行走

股骨外上髁或内髁截骨

对于股骨外上髁或内髁截骨患者，术后第一天即可以在长腿支具的保护下负重行走。术后2周内禁止膝关节屈伸活动，2周后可建议患者每天取下支具3~4次并进行轻柔的膝关节主动屈伸功能锻炼。患者4周后摘除膝支具恢复正常活动。

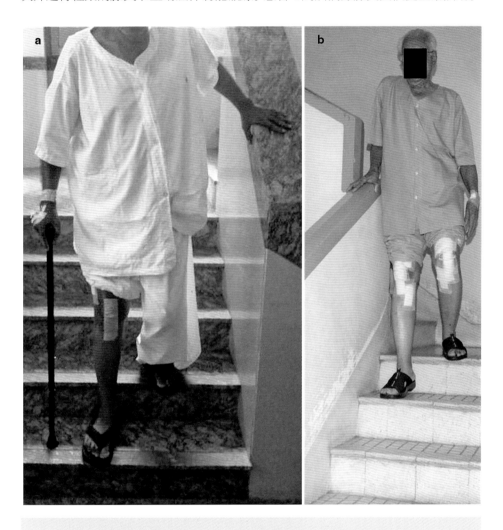

图 12.3 TKA 术后 48—72 小时上下楼梯。（a）TKA 术后 72 小时患者均可在拐杖辅助下上下楼梯。（b）大部分患者在术后 72 小时后不需要拐杖也可上下楼梯

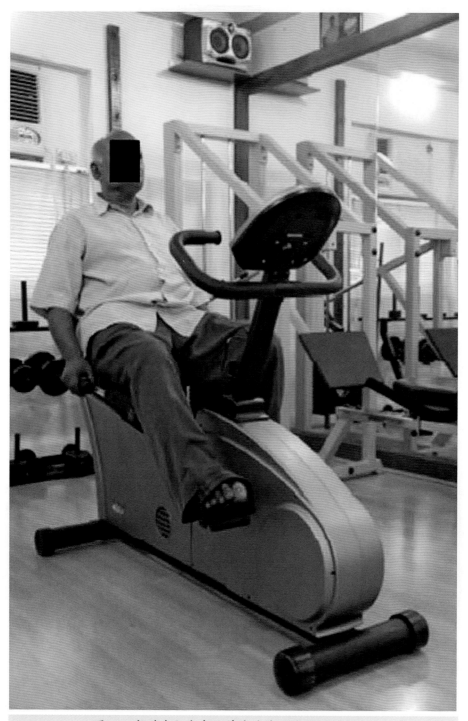

图 12.4 躺骑自行车来改善膝关节屈伸和灵活性

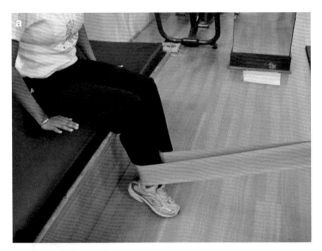

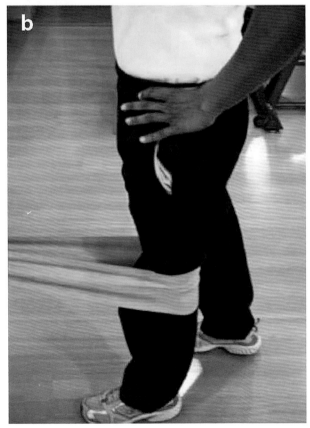

图 12.5 渐进抗阻训练系统锻炼膝关节屈曲力量，坐位（a）、站立位（b）。要恢复良好的不太，应全面增强膝关节屈伸肌群、髋关节伸肌群及外展肌群肌力

References（参考文献）

1. Hamilton DF, Lane JV, Gaston P, Patton JT, Macdonald D, Simpson AH, Howie CR. What deter-mines patient satisfaction with surgery? A prospective cohort study of 4709 patients following total joint replacement. BMJ Open. 2013;3:1-7.

2. Scott CE, Howie CR, MacDonald D, Biant LC. Predicting dissatisfaction following total knee replacement: a prospective study of 1217 patients. J Bone Joint Surg Br. 2010;92: 1253-8.

3. Drexler M, Dwyer T, Chakravertty R, Farno A, Backstein D. Assuring the happy total knee replacement patient. Bone Joint J. 2013; 95-B(11 Suppl A):120-3.

4. Husted H, Otte KS, Kristensen BB, Ørsnes T, Wong C, Kehlet H. Low risk of thromboembolic complications after fast-track hip and knee arthro-plasty. Acta Orthop. 2010;81:599-605.

5. Xing KH, Morrison G, Lim W, Douketis J, Odueyungbo A, Crowther M. Has the incidence of deep vein thrombosis in patients undergoing total hip/knee arthroplasty changed over time? A systematic review of randomized controlled trials. Thromb Res. 2008;123: 24-34.

6. Vince KG. The stiff total knee arthroplasty: causes and cures. J Bone Joint Surg Br. 2012;94(11 Suppl A):103-11.

7. Dennis DA, Komistek RD, Scuderi GR, Zingde S.Factors affecting flexion after total knee arthroplasty.Clin Orthop Relat Res. 2007;464:53-60.

8. Vilardo L, Shah M. Chronic pain after hip and knee replacement. Tech Reg Anesth Pain Med.2011;15:110-15.

9. Brennan TJ. Pathophysiology of postoperative pain. Pain. 2011;152(3 Suppl):S33-40.

10. Desmeules F, Dionne CE, Belzile EL, Bourbonnais R, Champagne F, Frémont P. Determinants of pain, func-tional limitations and health-related quality of life sixmonths after total knee arthroplasty: results from a prospective cohort study. BMC Sports Sci Med Rehabil. 2013;5:1-11.

11. Bonnin MP, Basiglini L, Archbold HA. What are the factors of residual pain after uncomplicated TKA? Knee Surg Sports Traumatol Arthrosc. 2011;19:1411-17.

12. Babazadeh S, Stoney JD, Lim K, Choong PF. The rel-evance of ligament balancing in total knee arthro-plasty: how important is it? A systematic review of the literature. Orthop Rev (Pavia). 2009;1:70-8.

13. Huang NF, Dowsey MM, Ee E, Stoney JD, Babazadeh S, Choong PF. Coronal alignment correlates with out-come after total knee arthroplasty: five-year follow-up of a randomized controlled trial. J Arthroplasty.

2012;27:1737-41.

14. Nicoll D, Rowley DI. Internal rotational error of the tibial component is a major cause of pain after total knee replacement. J Bone Joint Surg Br. 2010;92:1238-44.

15. Ugraş AA, Kural C, Kural A, Demirez F, Koldaş M,Cetinus E. Which is more important after total kneearthroplasty: local inflammatory response or systemic inflammatory response? Knee. 2011;18: 113-16.

16. Parvataneni HK, Ranawat AS, Ranawat CS. The use of local periarticular injections in the management of postoperative pain after total hip and knee replace-ment: a multimodal approach. Instr Course Lect.2007;56:125-31.

17. Parvizi J, Miller AG, Gandhi K. Multimodal pain management after total joint arthroplasty. J Bone Joint Surg Am. 2011;93: 1075-84.

图书在版编目（ＣＩＰ）数据

　　人工全膝关节置换术中的畸形矫正 ／（印）阿伦·B. 穆拉吉，
（印）高塔姆·M. 谢蒂著 ；王万春，毛新展译. -- 长沙：湖南
科学技术出版社，2017.6
　　书名原文：Deformity Correction In Total Knee Arthroplasty
　　ISBN 978-7-5357-9294-5

　　Ⅰ. ①人… Ⅱ. ①阿… ②高… ③王… ④毛… Ⅲ. ①
人工关节－膝关节－移植术（医学）Ⅳ. ① R687.4

　　中国版本图书馆 CIP 数据核字（2017）第 121354 号

湖南科学技术出版社获得本书简体中文版中国大陆出版发行权

著作权合同登记号：18-2016-091

Rengong Quanxiguanjie Zhihuanshuzhongde Jixingjiaozheng

人工全膝关节置换术中的畸形矫正

著　　者：阿伦·B. 穆拉吉（印）高塔姆·M. 谢蒂（印）

译　　者：王万春 毛新展

责任编辑：罗列夫

出版发行：湖南科学技术出版社

社　　址：长沙市湘雅路 276 号

网　　址：http://www.hnstp.com

湖南科学技术出版社天猫旗舰店网址：

　　　　http://hnkjcbs.tmall.com

印　　刷：雅昌文化（集团）有限公司

　　　　（印装质量问题请直接与本厂联系）

版　　次：2017 年 6 月第 1 版第 1 次

开　　本：787mm×1092mm　1/16

印　　张：13.5

字　　数：270 000

书　　号：ISBN 978-7-5357-9294-5

定　　价：148.00 元

　　（版权所有 · 翻印必究）